U0880151

中医名家名师讲稿丛书
第三辑

# 金寿山温病学讲稿

金寿山　著
李其忠　整理

人民卫生出版社

**图书在版编目（CIP）数据**

金寿山温病学讲稿/李其忠整理．—北京：人民卫生出版社，2010.8

（中医名家名师讲稿丛书）

ISBN 978-7-117-13124-7

Ⅰ．①金…　Ⅱ．①李…　Ⅲ．①温病学说—研究　Ⅳ．①R254.2

中国版本图书馆 CIP 数据核字（2010）第 135858 号

| | | |
|---|---|---|
| 门户网： | www.pmph.com | 出版物查询、网上书店 |
| 卫人网： | www.ipmph.com | 护士、医师、药师、中医师、卫生资格考试培训 |




**金寿山温病学讲稿**

（第三辑）

**著　　者：** 金寿山
**出版发行：** 人民卫生出版社（中继线 010-59780011）
**地　　址：** 北京市朝阳区潘家园南里 19 号
**邮　　编：** 100021
**E - mail：** pmph @ pmph.com
**购书热线：** 010-59787592　010-59787584　010-65264830
**印　　刷：** 北京汇林印务有限公司
**经　　销：** 新华书店
**开　　本：** 710×1000　1/16　**印张：** 12　**插页：** 2
**字　　数：** 156 千字
**版　　次：** 2010 年 8 月第 1 版　2024 年 12 月第 1 版第 5 次印刷
**标准书号：** ISBN 978-7-117-13124-7/R・13125
**定　　价：** 28.00 元
**打击盗版举报电话：010-59787491　E-mail：WQ @ pmph.com**
（凡属印装质量问题请与本社市场营销中心联系退换）

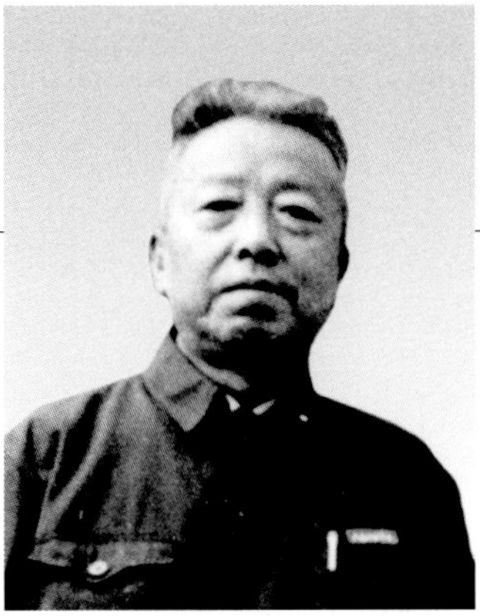

# 金寿山教授生平简介

金寿山(1912—1983年),浙江绍兴人,中共党员。自幼攻读医书。17岁时父亲病逝,发愤苦读,立志从医。数年之内,熟读《内经》、《伤寒论》、《金匮要略》及《温病条辨》等中医名著。1936年来上海行医。抗日战争爆发,先后到桂林、贵阳开业。1946年重返上海执业,并在上海中国医学院任教。1956年,上海中医学院创建后,历任伤寒温病教研室主任、中医学基础教研组组长。1964年任上海中医学院教务处副处长。1979年晋升教授,并任上海中医学院副院长。1978年任上海市中医学会内科学会主任委员。1980年任全国中医理论整理研究委员会副主任。1981年兼任中医文献研究所所长,同年被聘为国务院学位委员会医学评议组成员。主要著作有《温病学讲义》、《温热论新编》、《续广笔记》、《金寿山医论选集》、《金匮诠释》、《温病释要》等。

# 出版者的话

自20世纪50年代始，我国高等中医药院校相继成立，与之相适应的高等中医教育事业蓬勃发展，中医发展史也掀开了崭新的一页，一批造诣精湛、颇孚众望的中医药学专家满怀振兴中医事业的豪情登上讲坛，承担起传道、授业、解惑的历史重任。他们钻研学术，治学严谨；提携后学，不遗余力，围绕中医药各学科的建设和发展，充分展示自己的专业所长，又能结合学生的认识水平和理解能力，深入研究中医教学规律和教学手段，在数十年的教学生涯中，逐渐形成了自己独特的风格，同时，在不断的教学相长的过程中，他们学养日深，影响日广，声誉日隆，成为中医各学科的学术带头人，中医教育能有今日之盛，他们居功甚伟，而能够得到各位著名专家的教诲，也成为莘莘学子的渴望，他们当年讲课的课堂笔记，也被后学者视为圭臬，受用无穷。

随着中医事业日新月异地发展，中医教育上升到新台阶。当今的中医院校中，又涌现出一大批优秀教师。他们继承了老一辈中医学家的丰富经验，又具有现代的中医知识，成为当今中医教学的领军人物。他们的讲稿有着时代的气息和鲜明的特点，沉淀了他们多年的学术思想和研究成果。

由于地域等原因的限制，能够亲耳聆听名家、名师授课的学生毕竟是少数。为了惠及更多的中医人，我们策划了“中医名家名师讲稿丛书”，分辑陆续出版，旨在使后人学有所宗。

**第一辑(共13种)：**

《任应秋中医各家学说讲稿》
《任应秋内经研习拓导讲稿》
《刘渡舟伤寒论讲稿》
《李今庸金匮要略讲稿》
《凌耀星内经讲稿》
《印会河中医学基础讲稿》
《程士德中医学基础讲稿》
《王绵之方剂学讲稿》
《王洪图内经讲稿》
《李德新中医基础理论讲稿》
《刘景源温病学讲稿》
《郝万山伤寒论讲稿》
《连建伟金匮要略方论讲稿》

**第二辑(共8种)：**

《孟澍江温病学讲稿》
《颜正华中药学讲稿》

《周仲瑛内科学讲稿》　　《李鼎针灸文献讲稿》
《张家礼金匮要略讲稿》　　《费兆馥中医诊断学讲稿》
《邓中甲方剂学讲稿》　　《张之文温病学讲稿》

**第三辑(共 12 种)：**

《张伯讷中医学基础讲稿》　　《罗元恺妇科学讲稿》
《陈亦人伤寒论讲稿》　　《孟景春内经讲稿》
《李飞方剂学讲稿》　　《杨长森针灸学讲稿》
《王灿晖温病学讲稿》　　《张廷模临床中药学讲稿》
《刘燕池中医基础理论讲稿》　　《王永炎中医脑病学讲稿》
《王庆其内经讲稿》　　《金寿山温病学讲稿》
《李培生伤寒论讲稿》

丛书突出以下特点：一是权威性。入选名家均是中医各学科的创始人或重要的奠基者，在中医界享有盛誉；同时又具有多年丰富的教学经验，讲稿也是其数十载教学生涯的积淀。入选名师均是全国中医药院校知名的优秀教师，具有丰富的教学经验，是本学科的学术带头人，有较高知名度。二是完整性。课程自始至终，均由专家们一人讲授。三是思想性。讲稿围绕教材又高于教材，专家的学术理论一以贯之，在一定程度上可视为充分反映其独特思想的专著。四是实践性。各位专家都有丰富的临床经验，理论与实践的完美结合能给读者以学以致用的动力。五是可读性。讲稿是讲课实录的再提高，最大限度地体现了专家们的授课思路和语言风格，使读者有一种亲切感。同时对于课程的重点和难点阐述深透，对读者加深理解颇有裨益。

在组稿过程中，我们得到了来自各方面的大力支持，许多专家虽年事已高，但均能躬身参与，稿凡数易；相关高校领导也极为重视，提供了必要的条件。在此，对老专家们的亲临指导、对整理者所付出的艰辛努力以及各校领导的大力支持，深表钦佩，并致以诚挚的谢意。

人民卫生出版社
2008 年 12 月

# 无尽的追思

## ——写在《金寿山温病学讲稿》出版之际

二十余年前，本人有幸根据著名中医学家金寿山教授在上海市首届中医研究班的讲课录音，并参考其弟子吴敦序老师的听课笔记，整理出版金老有关温病学方面的学术经验——《温病释要》。金老讲授温病广征博采，脉络分明，上溯《内经》、《伤寒》，下贯明清各家，间参个人心得，内容既十分丰富，又切以实用。是书发行后不久即告售罄。长期以来，海内外不少中医界人士不断问及并索要金老在温病学方面的学术资料，兹借人民卫生出版社策划出版中医名家名师讲稿丛书之际，摆脱琐事，潜心陈稿，逐字逐句，详校细勘，借一寒假，幸得完成。

金老是我最敬重的老一辈中医学家，再次拜读并整理其讲稿之际，金老晚年衣着旧衫的魁梧身影时浮眼前，金老响亮清澈而带浓郁绍兴乡韵的话语常萦耳旁。重校此书，感慨良多。

**一、学术造诣，由博返约，足显功力**

金老讲授温病，渊源有自，纵横淋漓，茹古涵今，厘脉疏络，诠释概念，演绎内涵，并着力凸显其临床指导意义。如此由博返约，令人听读之余，大可启迪思路，拓展眼界。如金老介绍“温病学发展概况”，以《素问·热论》—《伤寒论》—《温热论》(“三论”)为主线，源流分明，一以贯之，由此而详析叶天士《温热论》的学术价值在于“四性”：继承性、创造性、总结性、灵活性。学如积薪，后来居上，理固如此，足令叹服。金老就“温病学中的三大争论”所阐发的观点，上下求溯，融会贯通，既入木三分，直抒己见，又联系临床，切合实用，让人耳目一新，慨叹无人企及。他如温病辨治识微、温病原著阐释等内容，均博约有度，酣畅自如，并不时插入临床实例，以证古不欺人。

**二、不拘门户，众长并蓄，铸成大家**

金老研究《金匮要略》十分精细，力主四结合——“辨病与辨证相结合，辨脉与辨因相结合，通治方与专治方相结合，博采众方与平脉辨证相结合”。研究《伤寒论》更显周密，对其辨证论治、知常达变、方证相合等作出详尽评析。探索金元诸家各取其长，如对易水学派以养胃气为本的见解十分推崇，对李东垣升阳、补气、泻火合用治脾胃不足之证的方法格外赞许。对明清温病学派更是情有独钟，尤其对叶桂学术思想探讨最深，著有《温热论新编》。对《临证指南医案》的研究长达三十年之久，直至晚年，还孜孜不倦地撰写“叶案初探”、“叶案再探”等论文。金老极力主张中医业内人士须认真研读古今医案，曾发表“论学习医案的重要性”指出：学习前人的医案，不但可以加深对中医理法方药的理解，启发辨证论治的思路，提高辨证论治水平，还能学习各个医家的独特经验，发掘对某些疾病的治疗方药。

金老对《内经》更是推崇备至，撰有“论黄帝内经”长文，唯恐不及而叹曰：“假我数年，七十以学《内经》，可以无恨矣。”金老晚年陆续发表的《续广笔记》，即是明证。

金老素来无门户之见，寒温并蓄，博采众长，遂成一代大家。

**三、结合临床，熟读经典，方能成器**

中医经典、中医理论源于临床，源于实践，经典与临床、理论与实践融为一体，原本即是中医学的主要特点。早在“文革”前，金老就鼓励学生：“中医要靠临床，多看病，才会有更多体会。切望将学到的理论知识与具体病例相结合，认真对待每一病例，每一病种，不断总结疗效。疗效是中医学的生命力所在。”金老讲授温病，评析各家之说，多以能否切以实用、切合临床为依据。如金老讲授温病时，结合白血病继发感染的诊治经验，讲解“气血两燔”的病机要点；联系小脑出血症诊治实例，讲解“清络育阴”法的具体运用；依据无汗症的治疗经验，讲解清燥救肺汤的运用宜忌；通过三仁汤、三石汤治疗杂病卓有疗效的临床体验，讲解温病时方的运用扩展。对于少数伤寒学家认为“阳明为成温之薮”、“从来神昏因胃热”、温病不必重开炉灶的偏见，对于个别温病学家认为“柴胡劫肝阴，葛根竭胃汁”的说法，金老均以临床运用、临床疗效、临床意义为依据予以评叙。

谨以整理出版《金寿山温病学讲稿》表示对金老逝世26周年的追思。

上海中医药大学　李其忠

本书整理过程中得到上海中医药大学黄兰英博士生的大力协助，在此致谢！
本书整理出版，得到上海市重点学科建设资助（项目编号：S30301）

李其忠又及

# 目录

# 第一讲 温病学发展概况

温病学发展，概括而言，可分为三个时期：《内经》成书至隋唐——萌芽时期；宋代至明代——发展时期；明清时代——成熟时期。

## 一、萌芽时期

自《内经》成书至隋唐的医学文献中，对温病的证、因、脉、治等方面已有诸多记载。如《素问·热论》就是论述热病传变及证治的专篇。《素问·生气通天论》有“冬伤于寒，春必病温”之说，此说成为后世伏气温病最早的理论根据。《内经》中还有“冬不藏精，春必病温”的记载。所谓藏精者，有学者认为，这不仅指人体，也指天地（自然界）。冬令应寒而万物收藏，若冬令反温则万物不藏，至春病温者必多，此乃天之不藏精也。这种解释，就某种意义上说也不无道理。这一原文，也是历代医家强调温病注重滋阴之法的理论依据。

《素问·热论》认为：“今夫热病者，皆伤寒之类也。”“凡病伤寒而成温者，先夏至日者为病温，后夏至日者为病暑。”可见《内经》时期伤寒与温病是有联系的。但是，就狭义而言，汉唐以前已有医家认为伤寒与温病有所不同，如《难经》指出：“伤寒有五，有中风，有伤寒，有湿温，有热病，有温病，其所苦各不同”。意思是说，就广义而言，一切热病都属伤寒；就狭义而论，伤寒是伤寒，温病是温病，所谓“其所苦各不同”。《伤寒论》第二、第三、第六条更有“名中风”、“名伤寒”、“为温病”之分。《千金方》中引《小品方》之论指出：治伤寒与治温病应有所区分，对两者混治现象不以为然。王叔和“伤寒例”中说：“冬伤于寒……中而即病者，名曰伤寒。不即病者，寒毒藏于肌肤，至春变为温病，至夏变为暑病……非其时而有其气，是以一岁之中，长幼之病多相似者，此则时行之气也”。从这段话可以看出，冬天中于寒邪而即刻发病者，称为伤寒；冬天中于寒邪不即发病，伏于体内至春或至夏而发者，分别称为温病及暑病；感受四时反常之气而发病，且“长幼之病多相似”（即传染、流行之意）者，称为时行。可见这一时期对温病的诊断、鉴别等方面已有了不少发展。至于温病的辨证、立法、处方等，在这个阶段也奠定了某些基础。如《伤寒论》治阳明病的处方，实开温病立法用方之先河。巢氏《诸病源候论》则把温病分列34候。《千金方》、《外台秘要》、《肘后方》等又充实了治温病的处方。如肘后方葱豉汤、黑膏方等，作为温病的常用方沿用至今。

总之，这一时期，对温病的概念由简单逐步繁复起来，温病的立法处方亦逐步有所发现和积累。



## 二 发展时期

《伤寒论》创立辨证论治体系，奠定了治疗外感热病和多种杂病的初步基础。《千金翼方》说：“伤寒热病，自古有之，名贤睿哲，多所防御，至于仲景，特有神功”。东汉以后的较长一个历史时期内，治热病多宗仲景之法，而很少有异议提出。随着时代发展，南北交通日趋方便，文化交流渐趋频繁，中外往来亦有增多，以致新的病种、新的实践、新的经验不断涌现，使不少医家感到用《伤寒论》的理法方药统治一切外感热病有所不足，故而提出新的见解、新的理论，补充和修正《伤寒论》的内容，使之更趋完善，更适合于实际应用。如宋代朱肱《类证活人书》提出：使用古方应因人、因地、因时、因病而用。并具体指出，治湿温不能用白虎汤，而应用苍术白虎汤。朱肱针对当时不少医生对热病辨证不明、误仿仲景、滥用热药的时弊，在《类证活人书》的“伤寒十劝”中，劝人不要滥用温热药。《类证活人书》还提及当时有这样的情况：有些略知医道的病家，自知病患热证、阳证，就请善用寒凉药的医家诊病；自知病患寒证、阴证，就请习用温热药的医家诊病。从朱氏书中可清楚地看出早在宋代就已有寒、温两派之分了。其寒者，即伤寒学派；其温者，实为后世温病学派的先驱。

至金元时期，刘河间开温病学派之先导。刘氏依据《素问·热论》“六经传受，皆是热证”的理论，主张治热病多用寒凉药，提出热病初起遂用辛温解表足以误人。刘氏在热病初期多用双解散。双解散由防风通圣散合六一散组成，体现一种解表通里的治法，此与仲景辛温发散、先表后里的治法出入颇大。刘河间对热病治疗有两大创见：一是打破先表后里的陈规，主张表里双解（《伤寒论》对实证、阳证强调先表后里，虚证则另有所论）；二是对热病的解表之法，由辛温转为辛凉。河间之说，使温病治疗产生了很大的转折。后世推刘河间为温病学说的创始人，有“外感宗仲景，热病用河间”之说。

元末医家王安道（朱丹溪之弟子）则更进一步从温病的病名、概念、发病机制和治疗原则等方面，将温病与伤寒明确区别开来。王氏直截了当地指出：温病不能混称伤寒。认为温病是“怫热自内达外，郁其腠理，无寒在表”，其治法为“当清里热为主”。刘河间在热病治法上提出了新论，而王安道则“始脱却伤寒，辨证温病”（吴鞠通对王氏的评论），从理论上为温病打下了基础。但其所论及的温病还只是伏热在内的温病，而对新感温病则尚少论述。

宋代郭白云的《伤寒补亡论》中说：“冬不伤寒，而春自感风温之气而病者，亦谓之温”。郭氏这一创见，未引起当时人们的注意。明代汪石山指出：“温病有伏气、新感两种”。汪氏这种新论当时亦未曾引起广泛讨论。直至明末吴又可力反伏气成温之说，认为温病与温疫相同。吴氏认为：伤寒感天地之正气，而温病感天地之异气（即“戾气”）所致；“伤寒之邪，自毫窍而入；时疫之邪，自口鼻而入”。吴氏对戾气致疫学说，做了较深入的探讨，根据其多年来对疫病的观察分析，指出“众人触之者，各随其气而为诸病”，说明戾气有多种多样，感染不同的戾气，可产生不同的病证，故又称其为“杂气”。吴氏还说：“夫物者气之化也，气者物之变也”，并认为“物之可以制气者，药物也”。可见吴氏所说的戾气，并非虚无缥缈，而是有物质基础的。同时，其坚信人力能战胜疾病。吴氏面对疫病猖獗流行的现实，深感“守古法不合今病”，敢于突破前人陈规，从病因、病机及治疗等多方面，补充和发挥了前人的学说，促进了温病学的发展，对后世影响很大。如戴北山《广温疫论》、杨栗山《寒温条辨》、刘松峰《松峰说疫》以及叶天士、吴鞠通等温病学家著作均受其影响。

概括这一时期温病学发展的成就，大抵有以下几点：

一是对温病有伏气和新感两大类已有明确论述；

二是认识到温病之热自内达外；

三是提出了温病传染途径自口鼻而入；

四是明确了治温病初起宜辛凉而忌辛温。

所有这些，对温病证治均具有重要的理论价值和临床意义。

## 三　成熟时期

温病学发展至清代已形成完整的体系。这一时期，温病新著如雨后春笋，而以叶、薛、吴、王四大家为中心，其中尤以叶天士为继往开来、建立温病学完整体系的第一人。本人研究认为，叶氏温病之论受喻嘉言影响较大。叶天士所说的“治伤寒用仲景六经，治温病用河间三焦”，其实后者是误记，治温病分三焦由喻嘉言提出，而非刘河间首创。

叶氏《温热论》，原名《温证论治》，最先收载于唐大烈主编的《吴医汇讲》。《吴医汇讲》中说，《温证论治》由叶氏门人顾景文随师游洞庭山时，依据口授之语记录而成。故论中语辞未加修饰，并非为作文章而立，可信其为不失真的叶氏经验之谈。叶氏之作被收入《临证指南医案》时称《叶天士温热论》；被收入王孟英《温热经纬》时又改称为《叶香岩外感温热篇》。就《温热论》的内容而言，朴实地反映了叶氏证治温病的独特见解和丰富经验，不失为温病学的一部代表作。但因其是根据讲话记录而成，故此论显得灵活有余，条理不足；原则性指导较多，而具体方药较少。

将叶氏之说系统化、条理化、完整化的温病学代表著作，应首推吴鞠通的《温病条辨》。该书以三焦为纲，病名为目。论温病逐条分辨，一证一法。因其论述较为具体，并总结了一整套温病治法及方药，从而构成了温病辨证论治的完整体系，使之有规律可循。《温病条辨》中的方剂，有不少是从《临证指南医案》中筛选出来的，故多为经临床实践验证过的良方。可见，《温病条辨》与叶氏之说有着直接、密切的联系。

薛生白是叶天士同时代的温病学家，据传叶薛之间互为相轻。薛氏著有《医经原旨》及《湿热病篇》，前者为发挥《内经》之作。后者对于湿温病变的证治，条分缕析，极为详尽，不泛泛于一般理论，很有实用价值。且其用药，对柴胡、葛根之类在所不忌。尽管《湿热病篇》是否由薛氏所作素有争论，难于评定，但就其内容而言，对湿温病的辨证论治，确有许多符合临床的有得之见。《湿热病篇》被王孟英收载于《温热经纬》中。

王孟英为清末时代的医家，较叶、薛、吴诸家为晚。王氏著作较多，有关温病的是《温热经纬》。所以称经纬者，是因其书“以轩岐仲景之文为经，叶薛诸家之辨为纬”。书中更有王氏的按语。全书解释择善而从，批评清晰分明，确是一本温病学方面的好书。此书可谓集温病学之大成。《温热经纬》与《温病条辨》同为学习温病学的必读之书。

自叶、薛、吴、王之后，温病学说的体系趋于完整，诊断治法日趋完备，对防治温病起到重要作用。

温病学派是区别于伤寒学派而发展成长起来的。而在温病学派的内部还有不同流派，有不少争论。如雷少逸的《时病论》，对温病论述以证立法，以法名方。但究其学术思想，仍不出叶氏之说的范围。较有新的见解的，当推俞根初的《通俗伤寒论》及柳宝诒的《温热逢源》。前者论热病仿《伤寒论》的体例，用六经辨证，但立法用方大为扩充。该书打通了伤寒与温病的界限，值得一读。后者提出伤寒六经形证与温病辨证方法并无大的不同，同时强调伏气温病之说。柳氏另有《柳选四家医案》一书，书中所选医案甚为精细，其中亦有不少治温案例，值得深探。

与温病学说持不同意见，并与之公开争辩的近代医家是陆九芝。他认为治温热之法都在治伤寒之中，仲景以麻桂治风寒，葛根芩连治温热，《伤寒论》早有明确论述，温病学不必另立门户。陆氏引柯韵伯语提出"阳明为成温之薮"(《阳明病释》)。这些见解，辨析得体，也不无道理。但是，陆氏对温病辨证如热入营血、邪陷心包等，用方如牛黄丸、至宝丹等，均一概加以反对，就未免有些偏激。

总之，温病学发展到清代，体系已较完整，诊断已较精详，治法亦趋完备，其成就是主流，这是确定无疑的。

## 四 对热病"三论"的评价

所谓"三论"，即《素问·热论》、《伤寒论》、《温热论》。它们是热病发展史上具有时代性的三个代表著作。

《素问·热论》对热病做了较为系统的论述，在理论上已把它与经络脏腑联系起来；在治疗上提出了"未满三日者，可汗而已；已满三日者，可泄而已"的原则。意思是说，未满三日，病尚在表，可用汗法；已满三日，病已在里，可用泄法。总之，这一治法，体现了解其表、下其实、泄其热之法。但在当时，《内经》还未被人们十分重视，并不是医家的金科玉律。许多医家还是"各承家技，始终顺旧"。而《素问·热论》的本身也还存在着较大的缺陷：

其一，未跳出逐日深浅、逐日主治的框架。

其二，辨证不全面。如辨阴阳二纲，有其名而无其实，是有阳而无阴；辨寒热二纲，是有热而无寒；辨虚实二纲，是有实而无虚；辨表里二纲，是有其实而无其名（未满三日在表，已满三日在里）。且因其辨证依然是以逐日主治的，故只论其常而未及其变。

其三，论治只是提出了原则，而没有具体方药。

张仲景总结前人经验，“勤求古训，博采众方，撰用素问九卷……”，并通过自己的临床实践，故能冲破逐日主治之说的束缚，著成《伤寒论》。较之《素问·热论》，其发展之处，可归纳为如下几点：

一是《热论》在治法上只是原则地提出汗、泄二法，且无方药，而《伤寒论》有三百九十七法，一百一十三方，其详与略可谓有天渊之别。而且着力地批判当时妄用火、灸、温针及峻药大下之失。

二是《伤寒论》虽也沿用六经之名，但论热病传经，则明确指出不为日数所限，而以见证为准，强调辨证施治。

三是《伤寒论》既论热病之常，也论热病之变。除辨表证、里证以外，同时辨明阳证与阴证，热证与寒证，实证与虚证。

所有这些，对热病的辨证施治，是一个非同小可的飞跃，其疗效亦大为提高。

《伤寒论》也还存在一定的缺陷，如：

（1）热病性质毕竟属热，热证、阳证是其常，寒证、阴证则是其变，而《伤寒论》论“变”者殊多（其中有一部分实为杂病），论“常”者反少。在论“热”这点上，反不若《热论》突出。金元刘河间的“六经传受，皆是热证”之说；清代叶天士的“伤寒多有变证；温热虽久，总在一经不传”之论（其“一经”者，推其原意，即是说温病始终是热），实际上都在婉转地批评《伤寒论》，以自己的理论纠仲景之失。

（2）《伤寒论》治热病初起用麻黄、桂枝诸方，事实上这在大多数热病是不适宜的，其应用的机会较少。

（3）世传《伤寒论》显有亡缺，如厥阴篇的内容就不甚完备。

（4）还没有认识到热入营血、热入心包等证，或许当时还没有这种经验积累，是不足为怪的。

自宋代开始，伤寒方渐趋流行，用伤寒方者日益增多，治热病的疗效亦有显著提高，如许叔微用伤寒方颇有效验。许氏著有《普济本事方》，书中用伤寒方治愈疾病的案例甚多，可作佐证。与此同时，也产生了流弊，有些医家用伤寒方，并不领会张仲景辨证论治的精神实质，而是扩大《伤寒论》的缺陷，其主要表现为滥用热药。

清代叶天士《温热论》的价值在于：

（1）继承性：如辛凉解表之法，继承刘河间的《宣明论》；温邪上受之说，继承吴又可的《瘟疫论》；逆传心包之论，继承盛启东（明代）的《秘旨》等等。反映了温病学说是在继承前人成就的基础上日积月累发展起来的。

（2）独创性：温病卫气营血辨证，为叶天士所独创，其大体反映了温病的发展规律，可有效地指导温病的辨证论治。



（3）总结性：《温热论》中所论，大部分是经验的总结。如察舌、验齿、辨斑疹白痦等，均为发前人所未发。尤其察舌之法，可以觇正气之虚实，邪气之进展，津液之盈亏，对温病的诊断最为重要，对杂病的辨证亦很有意义。自此以后，察舌才成为中医诊断的常规，故其对于中医诊断学也有重大贡献。叶天士《温热论》所述内容，不仅是自己的经验积累，还收集了当时江浙一带医家治疗外感热病的经验。如叶氏说："如近世之杏、蔻、橘、桔等，轻苦微辛，具流动之品"。其"近世"两字，显然包括他人的用药经验。

（4）灵活性：叶氏之卫气营血辨证，重点在识别邪气之浅深，作为施治之准则。但温病所包括病种甚广，实际上并不都是如此一步一步深入的。如《临证指南》中有一案，开始就用清气之药（温热门第一案）；另一案开始就用清营之药（温热门第十五案陈妪案）。叶氏所论的卫气营血，其界限不可能划分得很明显，而且在一定条件下，病情是可以逆转的，如热已深入气分，但卫分之证未罢，犹可清热透表；乍入营分，气分之邪尚未尽，犹可透热转气（透营分之热转气分而解）；若邪气弥漫，气血两燔，当用气血双清。以保津液而论，热病最易伤津，顾护津液当为治疗温热的第一要务，所以叶氏说："若其人肾水素亏，病虽未及下焦，每多先事徬徨"。但热病救阴尚易，法在变通：如火邪劫营，凉血清火即所以保津；胃阴将亡，当用甘寒；肾阴将涸，急用咸寒。所以叶氏一方面提出"务在先安未受邪之地"。一方面又谆谆告诫："慎勿用血药，反致滋腻留邪"。以治湿热而论，"如面色白者须要顾其阳气"，用药"不可过于寒凉"，恐"湿热一去，阳亦衰微"；而"面色苍者，须要顾其津液"，虽热减身寒，不可遽投补剂，"恐炉烟虽熄，灰中有火"。凡此种种，均充分体现《温热论》对温病辨证施治的灵活性。

当然，《温热论》并不是尽善尽美之作，叶氏治温病的处方用药，也不是无疵可指。如畏忌柴、葛，与吴又可之不用黄连，其失相同。这可能是一种偏见，也可能是与经验的局限有关。另如回阳救逆是治疗热病变证的一大法，《温热论》中只是在论述黑苔时略提一笔而已，不能不说也是一个不足之处。《温热论》中又大多有论无方，虽后经吴鞠通从叶氏医案中集成方药，遂作《温病条辨》，以为补充，然也未能尽满人意，且未必是叶氏原意。

综上所述，可以看出，温病学说与伤寒学说有其一脉相承的一面，从不断的继承、创新中发展起来。到了叶天士的时代，达到成熟，《温热论》是其代表作。从治病的疗效上来说，用温病学说的理论与方药治疗热病，要比仅守伤寒学说者为高。学如积薪，后来居上，理固如此。

# 第二讲

## 温病学中的三大争论

在外感热病的发展过程中，有很多学术争鸣，就其主要的而言，有三大争论：一是伤寒与温病之争，二是伏邪与新感之争，三是温病与温（瘟）疫之争。

## 一、伤寒与温病之争

伤寒与温病之争的焦点，是两者是否属同一类疾病。之所以发生争论，有三个关键问题：

一是含义方面：汉唐时代与明清时期对伤寒与温病含义的认识不同。汉唐时代多倾向于伤寒是热性病的统称。即《素问·热论》所说："今夫热病者，皆伤寒之类也"，两者是隶属关系。《诸病源候论》中载有伤寒 115 个证候，时气 43 个证候，热病 28 个证候，温病 34 个证候。该书虽然分列外感病为伤寒、时气、热病、温病四门，但所论证候表现互为相通，基本一致，只是详于伤寒而略于其他。

明清时代，温病学说兴起，温病的范围也随之显著扩大，成为多种热性病的总称，而伤寒范围则明显缩小。吴又可《瘟疫论》详述伤寒与温疫（吴氏所言瘟疫，实为温病）的不同之处，其所论的伤寒，在今天看来仅指一般的感冒而已，而温疫则包括多种热性病在内。徐灵胎曾批评叶桂某些医案，说其是"偶尔受伤之小疾，不入经络之病也，何必牵引伤寒大症"（见《临证指南医案·寒门》之徐评）。其实这一批评并不妥当，因当时对伤寒的含义已有不同，大抵只限于感受风寒引起的一些外感疾病。叶氏据此，自然把多数热性病，尤其病情严重的热病均归属于"温热"门，而把伤风感冒之类列于"伤寒"

门。但在当时也有把伤寒与温病统称的，如有风温伤寒、春温伤寒、湿温伤寒等病证名，《通俗伤寒论》即是如此。

二是辨证方面：温病学说兴起后，将外感热病的辨证分为六经、卫气营血及三焦三种。由于医家的辨证习惯不同，善用六经辨证者，每谓外感多伤寒；习以卫气营血或三焦辨证者，总云外感多温病。在今天看来，这三种辨证方法各有其适用之处，应该结合应用。

三是用药方面：这是一个实质性的、关键性的问题。经方派多非仲景方不用，故而把热性病泛作伤寒治；时方派则多用寒凉之方，因此强调外感病多为温病。时方派视柴胡、葛根劫阴而不用；经方派拒牛黄丸、至宝丹于门外。这是各执一端的门户之见，其争论有不少是无谓的。

伤寒温病之争最主要的焦点在于伤寒含义的广与狭。有人认为《伤寒论》中所论的伤寒是广义的，统括温病在内，其治法亦可涵盖温病，《伤寒论》113 方足以治温病之用，如近代医家陆九芝就是这样认为的。有人则认为《伤寒论》的理法方药只适宜于治狭义的伤寒，即风寒性质的外感病，而不适宜治温病，抑或有治温病之方而已散失。我认为上述两种看法均有片面之处。《伤寒论》就当时而论，是为一切外感热病而作，指的是广义的伤寒。但其治法方药合于温病的不若后世温病学说丰富，而较为适用于狭义伤寒，这也是事实。如治热病初起立麻、桂诸方，这在温病就很少应用，这只是一个方面。另一方面，我们也应看到《伤寒论》方中可用于治温病的确系不少。如白虎汤、承气汤、葛根芩连汤、黄连阿胶汤，甚至某些以附子为主的伤寒方，多可用于治温病，惟其麻、桂诸方不适宜于治温病初起而已。有人评批张仲景是“详于治寒而略于治温”，这种评批有其不当之处。我们应有时代观点，仲景之时对治温病的经验还不十分丰富，所以《伤寒论》中对温病的论述较为简略。在今天，我们既应看到伤寒与温病有存异的一面，但又应看到两者可以统一的一面，在临床运用时两种学说可以并存。

## 二 伏邪与新感之争

伏邪与新感之争，是温病学内部的争论。围绕着温病的病因，有人主张伏邪，有人主张新感，有人主张新感引动伏邪，更多的人则主张伏邪、新感两种并存。

所谓伏邪，顾名思义，即是感受外邪，伏于体内，过时而发的温病。邪伏体内，似有“潜伏期”之意，但又不尽然。伏邪者，如春温，是“冬伤于寒，春必病温”之由。古代所称春温，多为病势较重的斑疹伤寒。再如伏暑，与今天的肠伤寒病相似，在未有特效药以前，是病程缠绵不易治愈的疾病。可见伏邪温病，病程较长，病情较重。新感者，如春温，包括肺炎、上感等，病程一般不长，病情亦相应较轻。再如暑温，虽有乙脑等重症，但一般病程多较短，故亦属新感。可见新感温病，比之伏气来，病程较短而病情较轻。事实上，伏邪与新感之分，与其说是据于感邪后是否即时发病而定，倒不如说是依据疾病证候不同而别。



伏邪，又称伏气。《内经》“冬伤于寒，春必病温”之说，是伏气温病的理论根据。从晋代王叔和直至明末王安道，都强调“冬伤于寒，即病为伤寒，不即病为温病”，可见是从发病时间（季节）来分伤寒与温病。温病，由邪伏体内过时而发所致。

既为伏邪，其邪伏于何处呢？这个问题，众说纷纭，莫衷一是。最初有医家认为“寒毒藏于肌肤”（见王叔和“伤寒例”）。金元之后，医家受到滋阴学派的影响，滋阴之法非但用于治疗杂病，也用于治疗热病。因此，有医家引《内经》“藏于精者，春不病温”之语，反言之“冬不藏精，春必病温”。治法重用滋阴，故而弃邪伏肌肤之说，提出邪伏少阴之论。少阴乃肾，温病治当滋肾为先。喻嘉言也说，病温有三类：“冬伤于寒”、“冬不藏精”及“既伤于寒，又不藏精”。

明末吴又可反对传统的伏气成温说，主张“邪自口鼻而入”，“伤寒感而即发”,“瘟疫感而后发”。吴氏不信冬天受邪,至春或至夏才发的理论。但吴氏亦认为受邪后过一时段可发为瘟疫。这种伏邪之说,接近于感染性疾病潜伏期的概念。吴氏反对前说,提出“邪伏膜原”的新观点,指出:“瘟疫之邪,伏于膜原如鸟栖巢,如兽藏穴,营卫所不关,药石所不及。至其发也,邪毒渐张,内侵于腑,外淫于经,营卫受伤,诸证渐显,然后可得而治之”。当然其邪伏膜原之说,也不过是一种推测、臆想而已。

清代有“伏暑”之说,有医家依据秋天某些温病,表现类似暑温的证候(如秋季肠伤寒病便是),故而提出了非但寒邪能伏于体内,暑邪亦可伏于体内,即“伏暑”说。其伏暑过程,有认为是因夏季晒衣被而受暑气所致,这种推想当然是荒谬的。查考“伏暑”一名,初见于宋代《和剂局方》,但未受当时重视。叶天士《临证指南医案》对此有所发挥,认为夏伤于暑,过时而发,霜降前发者为轻,霜降后发者为重,冬季发者尤其重,是为伏暑。对于伏暑的病机,吴鞠通认为“内舍于骨髓,外舍于分肉”。俞根初则认为,伏暑“邪伏募原,在气分者病浅而轻;邪舍于营,在血分者病深而重”。



新感温病之说,开始于宋代郭白云《伤寒补亡论》。郭氏说:“冬伤于寒,至春发为温病。冬不伤寒而春自感风温之气而病者,亦谓之温”。据考最早明确提出“新感”之名的医家是明代汪石山。汪氏在《证治要诀》中说:“有不因冬伤于寒而病温者,此特春温之气,可名曰春温,如冬之伤寒,秋之伤湿,夏之中暑相同,此新感之温病也”。自此之后,不少医家对新感之说续有发挥。吴又可主张邪自口鼻而入发为瘟疫。叶天士提出温邪上受,首先犯肺,且论卫、气、营、血的温病传变过程是由浅入深。这些论述,显然是注重感受外邪即时而发的新感。新感理论比之伏气之说来,易为人们所接受。

中医强调审证求因,即由证候不同而推测所受病因。故伏气与新感两种理论可并存下来。温病过程由表入里、自浅至深者,为新感温病;温病初起即见气分或营血证者,为伏气温病。叶天士在提倡新感之说的同时,依据临床情况,也承认伏气的存在。叶氏在《幼科要略》中说：春温一证，“由冬令收藏不固，入春而发所致”，治应“以黄芩汤为主方，苦寒直清里热”，而“不与暴感门同法”。可见对于自内而发的温病，就不能依据卫气营血按部论治，而应以清里热为主。不难看出叶天士是新感、伏气并存论者。叶氏紧接上述之论还指出：“若因外邪先受，引动在里伏热，必先辛凉以解新邪，继进苦寒以清里热。”《通俗伤寒论》也说：“病无伏气，虽感风寒暑湿之邪，病尚不重；重病，多为新邪引发伏邪者也。”这些说法，即是新感引动伏邪。其伏气是主因，新感则是诱因。

伏邪与新感之分，实际上是由临床症状决定的。

外感疾病初起见表寒者，乃感受寒邪所致，见表热者，是感受热邪所致，即属新感温病，其病程较短，病情较轻，或表解而病愈，或由表渐趋传里。

外感疾病初起有表证，急速而见里热壮盛，且病程较长，变化较多的，属新感引动伏邪。



外感疾病初起无表证，径见内热炽盛，自内而发，且随即出现化燥伤阴的，为伏邪温病。

有医家强调：“新感无伏邪不张，伏邪无新感不动”，确系经验之谈。

古人由于历史条件的局限，加上各自临证所治病种及心得体会的不同，产生了新感与伏邪之争，是不足为怪的。其伏邪之说也仅是一种推测、说理而已，在今天看来自有不足信之处。但是，中医强调辨证求因，审因论治。新感与伏邪之分，也是以证候为依据、视病程而定的。从这点出发，温病者，新感与伏邪两者皆有。否定前者或否定后者，都是片面的。如有些病毒感染则每以新感引动伏邪的表现为主；某些非感染性疾病，诸如白血病、自身免疫性疾病及重症肠伤寒等，又常表现为伏气温病。

## 三、温病与温(瘟)疫之争

温疫，又称时行、天行，亦即指流行性疾病。晋代以来有人把温病、时行及天行并列，也有人把伤寒与时行并列。一般认为伤寒与温病无大流行性，而时行、天行或温疫则有流行性。

吴又可则认为温病即温疫，两者无大区别。吴氏说："名疫者，以其延门合户，又如徭役之役，众人均等之谓也。今省文作'殳'加'疒'为'疫'。其'温'者，也是后人省'氵'加'疒'为'瘟'，即温也"。刘松峰也把瘟、温二字视为同义。

主张温病与温疫不同者，认为前者不传染，后者传染。如陆九芝说："温为温病，热为热病，与温疫辨者无它，盖即传染与不传染耳"。陆氏还认为另有寒性之疫，称为寒疫。可见陆氏强调，疫者，传染也。

实际上，"温"字，在古时有双重意义，一为热之意，二为流行之意。以后分开了，示其热者，用"温"字；而言其流行者，改用"瘟"字。而温病与瘟疫之争，则亦于"温"、"瘟"二字上产生了分歧和争论。从现在的观点看，温病既属多种热性病，当然也多有一定的传染性和流行性，从这个意义上说，温病又称温疫也未尝不可。但是，各种温病的传染性强弱和流行性大小，则因病、因地、因时而有显著差异。凡传染性强和流行性大的是谓温疫。其散发性的不可称之为疫。在概念上把温病与温疫不加区分地混为一谈，不够妥当；反之，如以传染与不传染作为绝对根据而把温病与温疫对立起来，也是不很合适的。可见温病与温疫既有联系又有区别。吴又可对这点有明确认识。他说：如发颐、斑疹之类，"其时村落中偶有一、二人所患者虽不与众人等，然考其证，甚合某年某处众人所患之病纤悉相同，治法无异。此即当年之杂气，但目今所钟不厚（即所聚不多），所患者稀少耳。此又不可以众人无有，断为非杂气。"又如清代医家周扬俊说得好："一人受之谓之温，一方受之谓之疫。"即以疾病的是否流行作为温病与温疫区分的依据，但两者之间又是可以转换的。

在我看来，温病与温疫之分，并非多此一举。因为即便是同一疾病，其散发时与流行时的病情轻重缓急自有不同，立法处方也不尽一样。从辨证论治角度来看，有把两者区分开来的必要。

疾病大流行之时，每为病势急速，病情险恶，其用药宜急宜重。余师愚之《疫疹一得》，我认为书中所述多为猩红热的证治，余氏对此十分重视，用药甚为猛烈。从历史上看，凡注重论述温疫者，其用药多急重，如吴又可用大黄至一两五钱，余师愚用石膏至八两。而注重温病者，其用药相对缓和些。

综上所述，可总结为三点：

一是温病与温疫的不同之处在于流行性大小。

二是温疫与瘟疫是一回事。

三是温病一旦发展为温疫时，一般病情较重，治疗用药亦应重些。

# 第三讲

## 温病辨治识微

温病治疗可用卫气营血、三焦、六经辨证等多种方法，但主要以卫气营血辨证作为纲领。

### 一、卫气营血辨证述要

叶天士《温热论》指出："在卫汗之可也，到气才可清气，入营犹可透热转气……入血就恐耗血动血，直须凉血散血。"

尽管温病的名称及发病季节各有不同，如春温、暑温、秋燥、冬温，还有风温、湿温等，尽管四时温病各有其特殊性，如风温与湿温的病变过程及基本病机就不同。但是，它们又有着一定的共同性，即病理状态多表现为卫气营血的传变过程，亦即叶氏所说的"卫之后方言气，营之后方言血"。在叶氏以前，对疾病的辨证，或分营卫，或分气血。叶氏将其结合起来，以卫、气、营、血作为温病辨证的纲领。在诊治温病时，我们可依据卫气营血辨证作为基础，并视不同情况而结合三焦、六经等辨证方法。

卫气营血主要用于说明病情的浅深、病变的层次。然而并非因此就说所有温病都由卫而气而营而血递传。有人认为：新感温病的传变是卫→气→营→血；伏气温病的传变是血→营→气→卫。此说实谬，若按此公式，岂非病情较轻的新感温病发病后越来越重，而病情较重的伏气温病发病后反而越来越轻。这种看法的问题所在，即是把卫气营血绝对化了。实际上，无论什么阶段，依据临床辨证的结果，有卫分见证即为卫分证，有血分见证即为血分证，既有气分见证又有血分见证即为气血两燔证。

不同的温病，卫气营血传变也不同。如上呼吸道感染，整个过程多在卫分，较重则传至气分，很少深入营血。温病传变，可以由气分下行而为顺传，也可以入营内陷而为逆传。如小儿麻疹的顺证与逆证便是一例，其可随时有外解之机，也可随时有内陷之险。如上感与肺炎同为呼吸道感染性疾病，然前者每易外解，后者（如中毒性肺炎）可致内陷。传与不传、顺传与逆传、外解与内陷，还与人体正气的盛衰、外来邪气的强弱以及辨证治疗的是否得当有关。

卫气营血的界限，在临床辨治中有时不可能划分得十分清楚，且多可合并出现。卫与气、气与营、营与血之间，很难截然分清。卫为气之浅层，营为血之浅层。卫可统属于气，营可统属于血。分而言之，卫气营血；合而言之，气血而已。

卫气营血传变的简表如下：

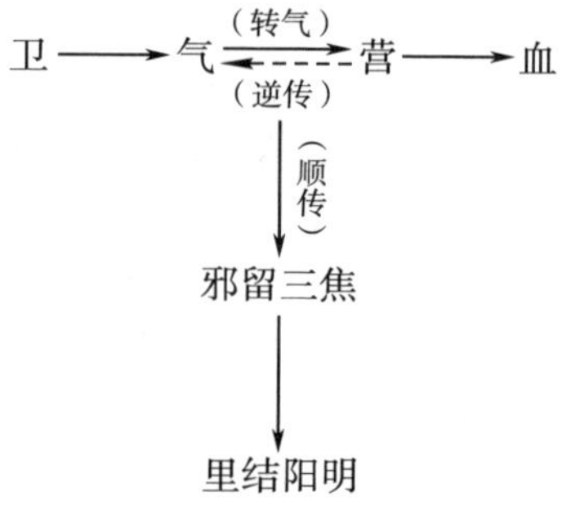


说明：
1. 由卫气传营提示病情在发展；由营血转气分提示病情在好转。
2. 营分是关键，因它既可透热转气，也可内陷入血。
3. 由气分下行为顺传，由卫分、气分入营内陷为逆传。
4. 营与血无明显界限，惟有轻重不同。

## 二 卫气营血证治识要

本节内容以卫气营血辨证为纲，参考古人及时贤的有关论述，结合个人的临床体会，选择重点，略作议论。

### （一）卫分证与太阳病的证治异同

伤寒邪从皮毛而入，故初起每见表证。这点毋庸解释。温邪上受，首先犯肺。温病之邪从口鼻而入，初起何以亦见表证？这是因为肺虽为五脏之一，然其外合皮毛而主卫表，所以首先犯肺，初起亦见表证。

发热，微恶寒，脉浮数，苔薄白，是卫分证的基本证候。至于无汗或有汗（汗出不畅），这在卫分证关系不大。《伤寒论》对热病初起之有汗无汗，辨析甚详，颇为重视。有汗则为太阳中风，用桂枝汤；无汗则为太阳伤寒，用麻黄汤。温病则不然，无汗或有汗均可用银翘散（金银花、连翘、桔梗、薄荷、竹叶、生甘草、荆芥穗、淡豆豉、牛蒡子、鲜芦根）。用麻、桂发汗力强，有汗应当忌用。而温病初起治以辛凉，无汗则有其辛的一面，有汗则有其凉的一面，所以出入不大。就银翘散而言，无汗者荆芥、薄荷可用得重些；有汗者金银花、连翘用得重些即可。

卫分证治疗当以解表为主法，即所谓“在卫汗之可也”。解表之法，意在开泄腠理，驱邪外出。因温邪热变最速，故在解表之时，必与清热同用。否则，多致化燥伤津。这是因为发汗药多温燥的缘故。温病解表宜辛凉而不宜辛温，其理亦在于此。在我看来，论治，确有辛凉解表一法；论药，则无辛凉解表之品。解表药多偏辛。叶天士说：“辛胜即是汗药”。这是很有道理的。所谓辛凉解表，实为辛温加凉药而成。辛以解表，凉以清热，合之则为辛凉，亦可称之为解表清热。这是卫分证治疗的一个方面。

另一方面，温病初起，寒凉药亦不宜用之过早过多。不应不分青红皂白，一味滥用清热药。目前临床有这种用法，或谓疗效尚可。但古人的这种认识，我们也应知道：章虚谷指出“始初解表，用辛不宜太凉，恐遏其邪，反从内传也”。此说对否，可以研究。温病初起，辛凉解表，固属主法。然也有常用辛平表散的，如葱豉汤便是。刘河间和叶天士均好用葱豉汤（葱白、豆豉）。有人认为该方属辛凉，我则认为是辛平。辛而带润，温而不燥，这是葱白的药性。豆豉由黑豆炮制而成。黑豆性微苦寒，经炮制则变为辛温（犹如生地寒而熟地温一样）。所以葱、豉相合，是为微辛微温之方。当然运用此方时多随证加味，如表重者可加荆、防之属，以增强发散力量；热盛可加山栀、连翘之类，以加强清热作用。

与太阳表寒治以辛温发散相比，辛凉解表用于表热之象显著者为宜，如见虽有恶寒而极轻微，发热较盛，口渴，或烦，或咳，舌边尖偏红，甚或咽痛等。此时可辛、凉合用，方如银翘散。银翘散由解表、清热和利咽三方面药物组成，运用时可随证增删变通。另有桑菊饮（桑叶、菊花、杏仁、连翘、薄荷、桔梗、甘草、芦根）一方，其解表与清热两个方面的力量都不及银翘散，故只适宜于轻证。吴鞠通《温病条辨》称银翘散为“辛凉平剂”，称桑菊饮为“辛凉轻剂”。前者治“但热、不恶寒而渴”；后者治“但咳，身不甚热，微渴”。两者自有轻重不同。但在临床应用时，上述二方可合用，然也很少全用，如上海已故名医夏应堂先生的用法是：当温病邪在卫、气分时，桑叶常用，而菊花则见有肝阳上亢者才用；只要稍夹湿热之象的绝不用之；连翘常用，而金银花则见热象显著、咽喉疼痛者才用，否则嫌其太凉而慎用。这些都是很宝贵的经验。



总之，银翘散、桑菊饮都可随证加减，但辛药以解表与凉药以清热合用，这是一个原则。而前后两者的孰轻孰重、孰主孰次，则依据临床情况不同而定。一般来说，卫表有热，以透发为主，清热解毒之品不宜用得太早太重，以避凉遏之弊，而有利于驱邪外出。

解表法与汗法大同而小异。发汗只是手段，不是目的。如强发其汗，则汗虽出而病不愈。正如戴北山所说：“汗法不专乎升表，而在乎通其郁闭，和其阴阳，必察其表里无一毫阻滞，乃汗法之万全，此温病发汗大不同于风寒也。”

通过发汗，使其郁闭通而阴阳和，这才是目的，才是病愈之汗。在这点上，伤寒与温病的认识是统一的。使用解表之法，辛胜即是汗药，然必察其所受之邪，系属何因而定其法。寒则宜辛温，温则宜辛凉，湿则配以芳香，燥则伍以滋润。用药又当因证因时不同而变异，如暑天汗法宜香薷饮，而不应一概用麻黄汤。又当注意其正气，阳虚者扶阳解表，气虚者益气解表，血虚者养血解表，阴虚者滋阴解表等。所谓有常有变，其常者，寒用辛温，热用辛凉。其变者，情况各有不同，治法因证而异。

还须指出的是，大多数温病须由汗出而解（包括战汗）。卫分阶段大部分可汗解；气分阶段清气分之热常能汗解；甚至在营血分阶段投以清营凉血之药，仍能通体汗出而解。这种温病的汗出而解，称为“得汗”。其得汗者，为邪热外达之象。得汗并非只有使用表药一途，具体的发汗方法很多，然在某种温病或温病的某些阶段，又是忌用汗法的。滥用汗法，每致化燥伤阴之弊。欲使其得汗，可掌握以下一些原则：在卫分则开泄其腠理；在气分则开转其气机；入营之后尚可透热转气（如用黑膏方），同样可得汗而解。“温病忌汗而又最喜汗解”。此说似乎矛盾，实为辩证的统一。

**（二）邪入气分治有轻重之分**

温邪上受，不能外解，则可由卫入气。气分证过程较长，变化较多，证型繁杂。邪入气分化热作为一个证型，则是以无形邪热为主，而未致夹痰夹湿或里结阳明。此时恶寒消失，有汗热而不解，甚或热势增剧，口渴、心烦、溺赤，苔或白或黄或黄白相兼。而其热尚未完全化燥成实，这是邪入气分化热的基本证候。“到气才可清气”。邪入气分，治之当以清气为主法。具体地说，治疗又须轻重有别。

（1）轻清气热：适用于邪热初入气分，见身热不甚，心烦懊憹，苔黄，脉数等，即程度较轻的化热证候。方用栀子豉汤。章虚谷说：“清气热不可寒滞，不然反使邪不外达而内闭。”此时用药如过于寒凉，则为药过病所，反致成害。栀子豉汤中，山栀轻泄，豆豉透达，二药相配，轻清气热最为合宜。王孟英对此方大加赞赏，广为应用。王氏说：栀子豉汤“伍以竹叶清暑热，配以蔻仁宣秽恶。湿甚者臣以滑石、厚朴，热重者佐以黄芩、黄连。同木瓜、扁豆则和中，合甘草、鼠粘（即牛蒡子）而化毒。”当然，若见气分大热，或里热炽盛者，则又非本方所能胜任。滥用“轻清气热”，又属药轻病重，难达病所。

（2）大清气热：适用于气分大热。其证候与《伤寒论》中阳明经证相似，如见壮热，大汗出，大烦渴，脉洪大而数，舌苔多白而干燥。需要说明的是，舌苔白多主卫表，黄多主邪热入里，这是通常之论，但并非全然。此因化热快而苔色未及转黄，这点务请注意。当然亦可见苔黄。热盛伤津是气分大热的主要病机，故治之当以清热保津为主，方用白虎汤。本方与栀子豉汤的区别主要在于：前者用于热盛而津伤，后者用于热势不盛且津未大伤。白虎汤用之得时得法，每可收到立竿见影的疗效。

白虎汤中石膏与知母究竟何为主药？历来意见分歧。大多数主张石膏为主药，也有认为知母是主药。现在看来，后者是对的，是靠得住的。《伤寒论》中用石膏的处方较多，用知母的处方仅三张，即白虎汤、白虎加人参汤以及麻黄升麻汤。研究《伤寒论》的用药规律，对论中应用特多或特少的方药，要格外重视，每有奥妙在内。运用特别少的方药，往往是某病某证的特效方或特效药。如白头翁汤便是治疗痢疾的特效药方。就白虎汤而言，我认为《伤寒论》是以方中的知母为退热的特效药，故知母当为该方的主药。在《伤寒论》中治瘥后余热，石膏亦属常用，如竹叶石膏汤治大病瘥后，虚羸少气。可见石膏为一般退热药，而知母则是较专一的阳明经退热药。新近的药理研究也证实知母的退热作用远较石膏强。无汗津枯者不可用白虎汤。其所以忌之者，在我认为主要忌知母。因《伤寒论》中无汗用石膏的并不少见。

运用白虎汤时，也应随证加减。如大热、大渴、脉洪大而无汗者，可加葛根，或同时加柴胡，即葛根白虎汤、柴葛白虎汤；有虚象者，可加人参以补气阴而防其转入阴证，即白虎加人参汤；身重、苔腻、胸闷者，可加苍术以化湿，即苍术白虎汤；气分虽有大热，但恶寒、身痛未除者，可加桂枝以宣卫，即桂枝白虎汤；如气分大热而营分证已现者，可加生地以凉营，即生地白虎汤等。白虎汤加减法甚多，应仔细辨析，因证裁化。

**（三）对邪留三焦与邪在少阳的看法**

叶氏《温热论》说：“气病有不传血分，而邪留三焦，亦如伤寒中少阳病也。彼则和解表里之半，此则分消上下之势。随证变法，如近世杏、朴、苓等类……”这里叶氏原则地指明了邪留三焦与伤寒少阳病的证治异同。邪留三焦是卫分之后的又一种气分证型，即温邪夹湿留恋三焦之证。舌苔多腻，寒热起伏，四肢倦怠，胸胁满闷，恶心，小便不利，脉多濡细或弦细而带数等，为其主要表现。叶天士把温病与伤寒比较而论，认为温病邪留三焦，犹如伤寒邪在少阳。惟其不同的是伤寒从“横”看，故谓邪在半表半里；温病从“竖”看，故谓邪留三焦。邪留三焦往往病程较长，证情多变，治疗须随证变法，但其主要治法有以下两种：

（1）和解少阳：适应证与《伤寒论》中小柴胡汤证相似，如见寒热起伏，胸胁满闷，心烦，口苦，喜呕，苔或白或黄，脉弦细。《伤寒论》说：伤寒少阳证，“但见一证便是，不必悉具”。上述诸证，也不必齐备，只要见其中一、二证即可。治疗亦可用小柴胡汤（柴胡、黄芩、半夏、人参、生姜、甘草、大枣）。方中柴胡为主药，是治这一证型的专药。



柴胡确是一味药性平和的上乘之药，表证而热盛者亦可用柴胡。目前临床见表证发热多用大剂清热解毒之剂，从传统理论看，这是一种当汗而失汗的误治。然其时用柴胡是很合宜的。有些温病学家忌用柴、葛，这是一种偏见，临床证实这种看法是缺乏依据的。但古时也有能正确认识柴胡的温病学家。陈平伯《外感温病篇》指出：“少阳一经，居半表半里之界，凡伤寒在经之邪，由阳入阴者，每从兹传入，名曰‘阳枢’，不离半表而仍不主乎表，故不可发汗；不离半里而又不主乎里，故不可吐下。惟小柴胡和解一法，为本经的对之方。然病机有偏表偏里之殊，即治法有从阴从阳之异。所以麻、桂、承气无加减，而小柴胡不可无加减也。总之，往来寒热，为本经所必有之证，故柴胡一味，为本方所不减之药。其余则出入加减，随证而施。”陈氏对于小柴胡汤的方解和柴胡为该方不减之药的看法，颇有见地。《温热经纬》中载有张风逵的“柴胡劫肝阴，葛根竭胃汁”的说法，不少人因此畏忌柴胡而不敢用之。其实柴胡疏泄腠理，配以黄芩等泄热之品，只要确见少阳证，用之热去阴存，何至于“劫肝阴”。可见“柴胡劫肝阴”之说不可轻信。

三焦的生理功能之一，是表里之气升降出入的道路。《素问·灵兰秘典论》云：“三焦者，决渎之官，水道出焉”。可见三焦又是人体水液运行的通道。三焦不通，会导致气机不利，津液流通受阻。因而邪留三焦，其胸胁满闷和小便不利是常见症状。这点与伤寒邪在少阳有很大区别。湿温病，如某些病毒性疾病、肠胃道感染性疾病等每见上述症状。治疗当以疏利气机为主。其时虽有温邪夹入，然用药不可过于寒凉，以防湿邪被遏，反致成害。故和解方中往往配以分消走泄之品，如或合杏、朴、苓以分消上下，或伍温胆汤（半夏、橘皮、甘草、枳实、竹茹、生姜）以化痰湿。杏、朴、苓，温胆之类，辛平甘苦，以利升降而转气机，以善分消而除湿浊。然须审其湿重于热，或热有所附，方为适宜。

热邪入里，易与其他病邪相抟，如热与燥屎相抟成阳明里实，热与湿、热与痰、热与瘀血相抟，分别成为湿热、痰热、瘀热。热邪有所依着的，仅用清热一法难能奏效。《金匮要略》第一篇中指出：“夫诸病在藏，欲攻之，当随其所得而攻下”。所谓“所得”者，即病邪所合之处。故凡热有所附者，治当有湿则利湿，有痰则化痰，有瘀则祛瘀，有积则消积，而不应见有热象，便一味清热，应“随其所得而攻下”，可见小柴胡汤治邪留三焦时配以理气机、化痰湿之药，是理所应该的。但若湿已开，热已透，火已盛，则温胆之类偏于香燥的药物不可漫投。否则岂非火上添薪，可致动风痉厥之变。

（2）清利湿热：适用于湿热明显者，如消化道感染、泌尿道感染等。临床可见身热起伏，长期不退，胸腹满闷，四肢倦怠，小便短赤，口微渴，苔淡白或厚腻干黄，舌质一般不很红。这一证型与伤寒少阳病出入颇大。方用甘露消毒丹（滑石、茵陈、黄芩、石菖蒲、川贝、木通、藿香、射干）为主。王孟英指出该方为“治湿热时疫之主方”。适用于“发热倦怠，胸闷腹胀，肢痠咽肿，斑疹身黄，颐肿口渴，溺赤便闭，吐泻疟痢，淋浊疮疡等证”。王氏对运用此方还尤其强调舌苔的情况，他指出："但看病人舌苔淡白、或厚腻、或干黄者，是暑湿热疫之邪尚在气分，悉以此丹之立效"。温病学常用处方中有二"丹"：一是治病在气分、湿热留恋的甘露消毒丹，二是治逆传营血、热深神昏的神犀丹，两者确是用之效果显著的良方。

**（四）里结阳明的治法**

叶氏《温热论》指出：邪在气分，不从外解，必致里结阳明。就是说，邪在气分，既不外解病愈，亦不内传营血，则可有另一条传变途径，即里结阳明，仍属顺传范围。通下泄热是其治疗大法，但在具体施治时尚有如下区别：

（1）苦寒攻下：适用于阳明腑实，腹部满痛，大便秘结，或泻而不爽，大便热臭，肛门灼热，脉实，苔黄厚，或焦黄，或焦黑起刺，甚则潮热谵语等证。方用三承气汤。温病里实之证，多见高热伤津，施与攻下当避苦燥伤阴，故单独使用大、小承气汤的机会不多，一般选用调胃承气汤（大黄、芒硝、甘草）。另可用东垣三一承气汤（大黄、芒硝、枳实、厚朴、甘草），即合三承气为一方。至于方中诸药剂量大小，则可据证而定，毋须刻板地照搬原书。

（2）凉膈散热：适用于风火上炎（头面部风火炽盛），中焦燥实（中下部燥实内结），气热烁津（气分有热，劫烁津液），烦渴烦热，目赤，口疮，唇裂，大便秘结，小便短赤，脉数，舌心干四边色红，苔或黄或白而燥等证。可用凉膈散（芒硝、大黄、栀子、连翘、黄芩、甘草、薄荷、竹叶、白蜜）。该方即调胃承气汤加辛凉清宣和清热解毒药（如连翘、山栀、薄荷、黄芩等）。可见凉膈散是双解表里，宣散气热，通下存津之方。

（3）增液润下：适用于肠液枯燥，大便秘结，舌干口渴，或阳明腑实下后而下证复现，脉不甚沉，或沉而无力之证，于温病后期更为多见。宜用增液润下者。方用增液汤（玄参、麦冬、鲜生地。水八杯，煮取三杯，口干则与饮，令尽。不便，再作服）。治疗温病以保津液为第一要义。故在津液亏而大便秘时，应寓泻于补。用增液汤以增液润下，是一种"以补药之体作泻药之用"的治法。有些病人在服用养阴药后，常出现大便溏薄，这是养阴药的副作用。而在液亏便秘不宜攻下的病人，养阴药物的这一副作用恰好成了治疗作用。这便是以补药之体作泻药之用的两全方法。液亏便秘，形象地说，是“无水行舟”。增液润下，则是“增水行舟”法。故增液汤既可攻实，又可防虚。临床运用增液汤润下，药物剂量宜大些。如正气虽虚而不甚严重者，可用增液承气汤。前后两方何者为宜，全在权衡临床情况而定。

（4）邪正合治：适用于温病后期，正虚邪实，身体已亏而邪实未尽。仅用攻法则恐其正虚而实不耐攻。且在正虚邪实之时，纯用攻邪之法，常因正虚不能运药，以致邪实犹在而正气徒伤，这点务必注意。方用新加黄龙汤（鲜生地、生甘草、人参、大黄、芒硝、玄参、麦冬、当归、海参、姜汁）。本方出于《温病条辨》，主治“应下失下，正虚不能运药”。方中生地、玄参、麦冬（即增液汤）增津液；人参、当归、甘草补气血；大黄、芒硝攻邪实；姜汁宣通胃气，以代枳、朴之用。海参一般不用，然吴鞠通指出“海参咸能软坚，甘能补正，按海参之液，数倍于其身，其能补液可知，且蠕动之物，能走络中血分，病久者必入络，故以之为使也。”按吴氏之论，海参有化坚、补正、增液、通络之功。此说当否，还待验证。



温病用通下法主要有上述四种。这里还须强调指出的是，温病用下法，主要目的是逐邪热。至于通燥屎、除积滞则还在其次。吴又可《温疫论》对此有专论，吴氏指出：“应下之证，见下无结粪，以为下之早，或以为不应下之证误投下药。殊不知承气本为逐邪而设，非专为结粪而设也。也必俟其粪结，血液为热所抟，变证迭起，是犹酿病贻害，医之咎也。”吴氏还进一步分析说：“况多有溏粪失下，但蒸作极臭败酱，或如藕泥，临死不结者，但得秽一去，邪毒从此而消，脉证从此而退，岂徒孜孜粪结而后行哉。……要知因邪热致燥结，非燥结而致邪热也。总之，邪为本，热为标，结粪又其标也。能早去其邪何患其燥结乎。”在吴又可看来，温病由戾气所着而发，故邪为本；戾气致病而发热，故热为标；邪热内炽而致燥结，故结粪为标中之标。因而吴氏说“能早去其邪何患其燥结乎”。吴氏善用大黄，是因其能使邪有出路，即借攻下为逐邪外出的一条途径。故温病有“下不嫌早”之说。

所谓“下不嫌早”，是指温病用下法的机会较多，下其燥结以逐其邪热，一有当下之证，即可施予下法。当机立断，不必顾忌，而不若《伤寒论》有诸多的“不可下”。当然下不嫌早也有其一定的适应范围和应用前提，不能无限扩大。如叶天士认为，湿温为病，早期应使病人大便通畅，但“下之宜轻”。湿温病“大便硬，慎不可再攻也，以粪燥为无湿矣”。再如表证，自不宜下，以防内陷生变；温病后期，亦慎用下，以防重伤其阴。所以温病又有“滋阴不厌频繁，攻下切须慎重”之说。可见，温病对于攻下一法的看法是较辨证、较透彻的。

攻下之法，既要得其时，也要得其法。所谓得其时，即要做到既不可失下，也不可妄下。所谓得其法，即视其证候之缓急，缓者用缓下，急者用急下。三承气方中，大承气与小承气、调胃承气即有急缓之分。另视其邪正虚实，邪实而正不虚者，可大胆攻下，可用承气汤；邪实而正虚者，可用新加黄龙汤、增液承气汤等攻补兼施。还应审其所积之邪的性质。食积者兼以消食，如枳实导滞丸便是；痰壅者兼以涤痰，如宣白承气便是；瘀停者兼以通瘀，如桃核承气汤便是。古时有个医案：学生给病人用调胃承气汤不效。老师对其说：调胃承气，气分之药，今病在血分也。学生随即改用桃核承气而立效。

总结温病气分阶段的治法：一曰清，如白虎汤之类；二曰和，如柴胡汤出入；三曰下，如承气汤化裁。可见温病气分证治与伤寒化热入里之阳明病证治大同小异。然温病与伤寒初起的证治则大相径庭。

**（五）营、血证治三法**

温病营血分证，既可从气分内陷而来，亦可从卫分逆传所致。营血分证以身热、舌绛、烦躁、脉数为主要证候。可见发斑发疹，也可见神昏谵妄、痉厥动风。营分证与血分证程度轻重不同而性质相似。惟其血分证更多出现出血之象。舌绛一症，按温病学理论而言，是辨邪热入营的必有症，所谓“其热传营，舌色必绛”（《温热论》）。在今天，由于西医补液的广泛应用，临床上常可见到邪已入营而舌色不甚红绛的病例，这是应该引起注意的。

邪入营血，治当清营凉血，如用犀角、玄参、生地、丹皮之类清解营血之热。施之于临床，因证有初入营分、深入营血及热毒入血的轻重不同，故治疗亦有透热转气、清营泄热和凉血散血的缓急之分。

1. 透热转气：适用于邪初入营，而见舌或红或绛，身热，心烦失眠，斑疹隐隐，脉数等症。用黑膏方（生地、豆豉）。该方出于《肘后方》。原方另有麝香、猪脂、雄黄三味，后世多弃之不用。方中生地清营凉血，豆豉透热达邪。二药合用，清营而不滞邪，透邪而不伤阴。豆豉的发散透邪作用，在温病治疗中广为应用，如在卫分配葱白（葱豉汤），在气分配山栀（栀子豉汤），在营分配生地（黑膏方），这些都体现了温病治疗每强调“透”。沪上中医前辈张骧云（人称张聋髈）擅用豆豉，病在表者用豆豉以“透表”。透表者，使邪由表向外透出之谓。温病为外感病，邪从外入，故宜透表。在温病治疗中务使邪充分透达，故张氏又提“表透”的观点。“透表”与“表透”的说法，颇有深意。当然，黑膏方药仅二味，随证还需加用凉血、开窍、熄风、化痰、解毒等药。如黑膏方常与鲜石斛、制胆星同用，便是一例。



2. 清营泄热：适用于邪热深入营血，而见舌质干绛，烦躁不眠，斑疹显露，神昏谵语等证。其时口不渴而舌干。何以邪入气分时口烦渴而邪入营分时口反不渴呢？吴鞠通《温病条辨》指出：“邪热蒸腾，营阴上升，故不渴。”这种解释合理与否，可酌。但是，营分证反不若气分证来得口渴，这是临床实际情况。清营泄热以清营汤为主方。方中犀角、鲜生地、玄参、丹参、黄连为入心营之药以清热解毒为主，配以竹叶、金银花、连翘以透泄。其中黄连苦燥，如见舌质光绛无苔者，宜去之，以避重伤其阴。

3. 凉血散血：适用于偏实的血分证，亦即热毒入血之证。血分证有虚实之分。偏虚者，在讲授《温病条辨·下焦篇》时详述，这里从略。其偏于实者，与营分证难以截然分开，每由营分证进一步发展而来。叶氏指出："入血就恐耗血动血，直须凉血散血。"温病过程中如见明显出血倾向，如吐血、衄血、便血、尿血、妇人经水妄行及皮下出血等，另见神昏狂乱，斑疹色黑，舌色深绛等严重症状，提示偏实的血分证。总之，血分证在营分证的基础上有热重、毒重、迫血妄行的特点。治宜凉血解毒、活血行瘀，以犀角地黄汤（犀角、鲜地黄、丹皮、生白芍）为主方。目前临床所见流行性出血热，可出现典型的血分证，治疗多用犀角地黄汤出入。

综上可知，邪热初入营分，治疗重在透热转气；深入营血，尚可酌加气药；热毒深入血分，则当撤去气药，直须凉血散血为治。另外，在邪入营血的严重阶段，每有阴液耗伤、神昏窍闭及动风痉厥等同时存在。故在治疗上，清营凉血亦常与滋阴、开窍及熄风等法同时应用。

**（六）气血两燔治当剂大药重**

气分与血分之证同时并见、且病情尤为严重者，称为气血两燔。气血两燔多见于温疫、温毒等类型疾病，出现壮热，烦渴，狂躁，昏谵，吐衄，头痛如劈，斑疹色黑，或咽喉溃烂，或头面焮肿，脉象洪数，舌质干绛起刺，舌苔黄黑糙腻等症。治宜气血双清，兼以解毒。气血两燔之证，往往邪气弥漫，症情险恶，必须紧急救治，剂大药重。方可选用清瘟败毒饮（石膏、鲜生地、犀角、川连、栀子、桔梗、黄芩、知母、赤芍、玄参、连翘、甘草、丹皮、鲜竹叶）。是方出自余师愚《疫疹一得》。余师愚诊治疫病气血两燔之重证颇有心得，方多用清瘟败毒饮，自谓其"无不屡试屡验"。该方实由白虎汤、犀角地黄汤及黄连解毒汤合并化裁而成，方用十二经泄火之药，并重用石膏为主药以清胃火，实际上是清气、清营、凉血、解毒等法的复合使用。清瘟败毒饮用之于临床多有加减。其较轻者，可用犀角地黄汤合白虎汤，或化斑汤（白虎汤加犀角、玄参），或白虎加地黄汤等，量证而施，不可执一不变。上述诸方中均有石膏，古今医家有重用石膏至一斤以上的，余氏大剂清瘟败毒饮中石膏用六至八两。然而石膏入煎时到达饱和状态后就不再溶解了，故石膏用量过重意义不大。

### （七）邪入心包不同证型的鉴别与治疗

热入心包以神昏窍闭为主证。邪热入营时常可见热入心包。但热入心包不一定都见邪热入营。“温邪上受，首先犯肺，逆传心包”。可见心包证也可由肺卫直接内陷所致。如中毒性肺炎，可急速出现神昏窍闭，但未必即见营分证。

石芾南《医原》指出：“邪传心包，神昏谵语，亦须辨舌苔，如舌苔黄腻，仍属气分湿热，内蒙包络……更有邪传包络，化燥伤阴，神昏谵妄，舌赤无苔。此证与前证同一神昏，而虚实相反。前系舌苔黄腻，湿热明征；此系舌赤无苔，伤阴确据。斯时用药，最要空灵。神昏为内闭之象，闭则宜开。心宫乃虚灵之所，虚则忌实。”说明神昏窍闭之证，必须辨清病因，然后对因施治。

在对邪陷心包具体辨证时，应注意胃热熏蒸心包、温邪内陷心包与痰浊蒙蔽心包的三种不同类型。其鉴别之处较多，诸如病史、神志、热象、大便等情况均有区别，但以舌象的鉴别最为客观，最为重要。胃热熏蒸者，苔必黄厚或黄燥；温邪内陷者，多为舌绛无苔；湿浊蒙蔽者，苔或白或黄而必垢腻。

邪陷心包的治疗，依据证型的不同而有所区别。胃热熏蒸心包者，应以急下通腑泄热为主。温邪内陷或湿浊蒙蔽而致心包者，均用芬香通灵之法，多有成药。这类成药除开窍外，还有清透邪热、泄化痰浊的作用，如至宝丹、牛黄丸、紫雪丹、神犀丹等。以药而论，麝香为芳香之最佳药物，犀角为通灵之最佳药物。故上述成药中每有这两味药物。应当指出的是，这些成药主要在于开窍甦神，其祛邪力量较弱，故常与清营汤、清宫汤（玄参心、莲子心、竹叶卷心、连翘心、犀角尖、连心麦冬）等同时合用或先后应用。痰浊蒙蔽者，用至宝丹为宜，苏合香丸亦可用，并可同时配用菖蒲、郁金、南星等化痰辟浊之品。

用于开窍的成药中，至宝丹的开窍作用最强，清凉作用最差，可用于温病的一切闭证，也可用于杂病中风。之所以擅长开窍，与该丹中麝香成分较多有关。至宝丹用于治温病时，见热重应配清营凉血药，见阴伤则应加养阴药，见湿重则应合化湿药。

牛黄丸的开窍作用与清热之力各半，用于温邪内陷心包最为合宜。该丸有安宫牛黄丸和万氏牛黄丸之分，作用相似。

紫雪丹以清营为重，开窍次之。该药还有熄风与通下作用，因其中有羚羊角及芒硝。神昏窍闭而兼见动风痉厥者，选用紫雪丹甚为合拍。

神犀丹以解毒透斑为主，开窍之力最弱。方中犀角成分较多，故称神犀丹。此丹适用于发斑、神昏、烦躁、舌色干绛等证。

过去上海另有救苦玉雪丹，有开窍透散作用，可用于痰浊蒙蔽而见壮热无汗，脉象紧数或弦数，舌苔白腻满布或黄白垢腻，体实湿重，神志昏迷者。轻者用半粒至一粒，重者用二粒。服后可汗出而神甦病减。救苦玉雪丹有四十八种药组成。已故程门雪院长对此丹有很高评价。他认为上述四种成药大同小异，惟此丹大有不同，不用犀角、羚羊，少用寒凉之品，是“温燥力大，清凉功浅。辛芳开泄，辟浊通结。寓解表、通里、和中、泄浊、清热、开窍于一方之中，而略重辛开为主。药味虽杂，杂而有章。此方用之得当，确有捷效，不可以其芜而忽之也。”



**（八）痉厥动风之虚实辨治**

温病动风证，可由热极生风所致，也可由真阴耗伤，水不涵木而成。症见抽搐、项强、神昏、痉厥等，即动风之象，有虚风、实风之别。实风的病机是热极生风，风火相煽；虚风的病机是水不涵木，虚风内动。前者抽搐剧烈，大起大落；后者抽搐较缓，微微蠕动。前者热盛，多为壮热；后者热轻，每为虚热，也可无热。前者脉见弦数而有力；后者脉见弦数而无力（尤其重按或尺部无力）。前者舌红苔黄或焦黄；后者舌绛紫光暗（夹实者可见舌上罩有焦黄或焦黑苔）。

动风痉厥的治疗，实风宜凉肝熄风，虚风当育阴潜阳。

凉肝熄风法，药如羚羊、钩藤之属。实风病证，多有程度不等的营热阴伤，故治疗必须与清营、凉血、开窍、滋阴方药同用，不能见风而单用熄风药。薛生白《湿热病篇》第五条说："湿热证，壮热口渴，舌黄或焦红，发痉，神昏谵语或笑，邪灼心包，营血已耗，宜犀角、羚羊角、连翘、生地、玄参、钩藤、银花露、鲜菖蒲、至宝丹等味。"其中"或笑"一症，是指病人无故而笑，每为病情危重，神伤之兆，预后不良。薛氏治疗发痉神昏之证，合清营（如犀角）、泄热（如金银花、连翘）、滋阴（如生地、玄参）、开窍（如至宝丹）、熄风（如羚羊、钩藤）诸法一并应用。

育阴潜阳法，即是在滋阴养血的基础上加潜阳之物。生地、阿胶、芍药等为滋阴养血之药，龟甲、鳖甲、牡蛎、鸡子黄等为潜阳之品。《温病条辨·下焦篇》治肝肾阴虚、虚风内动的二甲、三甲复脉汤，大、小定风珠。二甲复脉汤，由炙甘草、干地黄、生白芍、麦冬、阿胶、麻仁、生牡蛎、生鳖甲组成；三甲复脉汤，即在二甲复脉汤基础上加龟甲。大定风珠，即三甲复脉汤加五味子、鸡子黄；小定风珠，由鸡子黄、阿胶、生龟甲、童便、淡菜组成。上述诸方，便是育阴与潜阳两者合用的古方。



目前临床上常用全蝎、蜈蚣、僵蚕（如止痉散）等治疗动风痉厥，这是对温病治疗用药的发展。古时很少运用这类药物治温病动风证。也许是因虫类药药性温燥走窜之故。其实，虫类熄风定痉药与清热滋阴之品适当配用，不致产生流弊，临证治疗小儿惊风病就常运用，虚风则不相宜。

**（九）温病滋阴的治则治法**

温病热象重，最易伤阴劫液，阴液愈伤则阳热愈炽。故滋阴一法在温病治疗中至关重要，为一大法。视津液之存亡可断病人之生死，所谓"留得一分津液，便有一分生机"。温病自卫分至营血分，都应以刻刻顾护津液为第一要义（湿热除外）。

伤阴者，可有伤津与劫液之分。伤津在先，病情较轻，可用甘寒之品以生胃津；劫液在后，病情较重，治以咸寒之药以增肾液。当然，温病早期亦有劫液的，如逆传之候，但较少见。

1. 甘寒生胃津：适用于邪在中焦气分，见口渴、舌干、齿燥、热盛等症；也可用于温病恢复期因胃阴未复而见口渴、舌干红等症。

病在中焦气分，每见邪热炽盛，在一般情况下，清热即所以保津，如白虎汤即是清热保津之方。但高热之下，往往燔灼胃阴，因而口渴欲饮，舌干齿燥，这就必须配用甘寒濡润之品，如用增液汤、五汁饮（梨汁、荸荠汁、鲜芦根汁、麦冬汁、藕汁或用蔗浆）以沃焦救焚。病后胃阴未复的可用《温病条辨》益胃汤（沙参、麦冬、冰糖、鲜生地、玉竹）。邪在气分用生津之品有清热之功，这是与病后养胃阴在作用、意义上的不同之点。

2. 咸寒增肾液：适用于热邪深入血分，真阴消耗殆尽，见舌色干绛不鲜，或淡红而干枯，脉象细数，甚或结代，口干舌燥而自己不知其渴或不觉甚渴，齿黑，唇裂，耳聋，五心烦热，心中震震欲动，舌强，甚或神昏、痉厥、动风等，当然未必诸证悉备。方用加减复脉汤（炙甘草、生地、生白芍、麦冬、阿胶、麻仁），即炙甘草汤去人参、桂枝、干姜等阳药，加芍药以增其养阴增液之功，故称“加减复脉”（炙甘草汤又名复脉汤）。叶天士治温病后期常用此方。温病后期，邪入下焦，肝肾阴虚，加减复脉汤同治肝肾。如见动风者，可加龟甲、鳖甲、牡蛎等，即《温病条辨》诸甲复脉法。所谓咸寒、增液，即是在甘寒基础上加咸寒之品。

滋阴之药重在甘寒濡润，如生地、麦冬、沙参、玉竹、芦根、梨汁、蔗浆、西洋参等。温病津液损伤，用鲜生地、鲜沙参、鲜石斛三味，有人称之为“三鲜汤”。甘寒之品非但可养胃，也可以润肺。但如需专用润肺之品，则应选择滋阴药中的轻清之品。肺居上焦，为五脏之华盖。叶天士说：“上者上之，滋而不腻。”故润肺需用轻淡上升之品，如用沙参、芦根等，而不宜用阿胶、龟甲等滋腻下沉之属。

滋阴之品非但可生津增液，同时有一定的清热作用，如生地、玄参就有其两方面的作用。在邪热较盛之时，滋养津液与苦寒清火可同用，即滋清同用，功效尤著。就温病保阴而言，苦寒→甘寒→咸寒，是三个不同的阶段。当然，三者不可截然分开，如苦寒之中可略加甘寒之品，甘寒之中可配以咸寒之药，甚至也有苦寒与咸寒同用，如黄连阿胶汤便是一例，是为泻南补北。

另有一种情况，即是急性亡津液，如壮热、汗大出、脉象散大无力，谓之亡阴。亡阴与伤阴的不同之处，在于前者急速暴致，后者相对缓慢。亡阴者，常伴有元气将脱，故治疗每与补气固脱同用，如生脉散。温病亡阳常由亡阴发展而来，故亡阴之时不急救治，必致亡阳（实为阴阳俱脱）虚脱。亡阴者，虽有虚脱之象，但附子用不上，用生脉散正相合宜。这便是治虚脱之证用四逆汤与生脉散的区别之处。

滋阴之法在于生津增液，在温病治疗中固属重要，但不能滥用。若妄用滋阴，无益于阴液，反足以资邪热而助痰湿，所以叶氏《温热论》有“慎勿用血药，以滋腻难散”之告诫。吴氏《温病条辨》有“壮火尚盛者，不得用定风珠复脉”之禁忌。须知温病虽宜刻刻顾其津液，但方法甚多，不能徒恃滋阴一法。热盛之时，必予清热，才能保津；当下之机，必予急下，始能存阴；亡阳之证，必予回阳，方可复阴。而在湿温病尚未化燥之时忌用滋阴，妄用之则助湿伤阳，于病不利。



**（十）有别于温热的湿温证治大要**

风温、暑温、秋燥、温毒等病名虽有不同，病邪的兼夹亦有区别，但就其性质而言，均属温热。惟湿温一证，性质大有不同，既受湿，又受热，且以湿邪为主。湿为阴邪，热为阳邪。性质相互矛盾的两种病邪相夹感受，故其传变演化及治疗方法等与温热性质的病证自有不同之处。如因热被湿遏，故在外热象不甚显、脉象不甚数（身热不扬）。治疗上只清热则湿不除，仅化湿则热不去，故应清热利湿，或用和解之法。

另外，湿热之邪，“始虽外受，终归脾胃”。此因胃为水谷之海，脾为湿土之脏，同气相求，故湿邪易犯脾胃。证见胸闷，腹胀，渴不欲饮，呕恶，大便不爽或溏泄，小便短，苔灰白或腻等。上述诸症属湿多热少，治当芳香化浊。薛生白《湿热病篇》第 10 条说：“湿热证，初起发热汗出，胸痞，口渴，舌白，湿伏中焦，宜藿香、蔻仁、杏仁、枳壳、郁金、苍术、厚朴、草果、半夏、菖蒲、佩兰、六一散等味。”上述诸药实为三仁汤合平胃散加减。施之于临床，薛氏所举之药不必全用，可以选择。《温病条辨》有五加减正气散，其中藿香、厚朴、茯苓、陈皮四味药，则每方均用，可见是治疗湿重于热的主药。

湿多热少者每见逐渐化热，亦有病始即见热多湿少的，证见心下痞，按之痛，口苦，恶心，便秘或泄泻，小便短赤，舌边尖红，苔黄腻，脉滑数等。热多湿少，湿热互结中焦者，治以苦辛通降法，可用小陷胸汤（黄连、瓜蒌实、半夏）、或《温病条辨》中的半夏泻心汤加减（半夏、黄芩、黄连、枳实、杏仁），或王氏连朴饮（黄连、厚朴、炒山栀、半夏、鲜石菖蒲、豆豉、芦根）等。治湿热互结而热多湿少者，每用黄芩配半夏、黄连配厚朴，苦辛同用，为开泄湿热之要药。芩夏、连朴同用，非但温病中湿热证可用，杂病亦可用，如胃炎或溃疡病用之每可见效。

湿温病初起及中期，治疗与温热性质的温病有所区别。温热者以清热为主，而湿热者以化湿为主。但当后期湿热病见化燥伤阴后，其治法与其他温病相似。



**（十一）温病可以应用温阳之法**

温病性质属热，本不宜用温阳之法，用温阳之法是治其变证——伤阳或亡阳。由于病人体质不同，病情转化不一，亦有汗下或寒凉太过，伤其阳气，皆需用温药扶其阳气。所以温病用温阳法，也不乏其例。例如：阳虚之体患湿温证，湿胜阳微，治疗就要顾其阳气，特别在后期，湿热 ·去，阳亦衰微，更宜扶阳为主。

温病过程中亡阳之变，多为突然发生（汗下之后需注意这种情况），但未尝不可以“见微知著”。凡病人平素阳虚，初起即见脉虚，小溲清白，精神逐渐转为昏沉，即宜防其伤阳或亡阳。至于肤冷汗出，脉象突转微细或突转躁疾者，更为亡阳虚脱之确证，当急温之，虽有他证，待后治之。必须指出的是，温病之亡阳，原由热证变来，其阴亦多亏损，若纯用温热刚药，须防阴阳决离，当于阴中求阳，回阳之药须与护阴之药同用，如参、附与龙、牡，附子与阿胶同用，以及张景岳六味回阳饮（附子、干姜、炙甘草、人参、熟地、当归）之类，以收阴阳相济之妙。须知温病之亡阳，本属险证，阳不回者死，阳回而阴竭者亦死，故回阳之药必须用得恰到好处。同时在回阳之后，火复炽而阴欲竭者，即当投以救阴之药以治其本病。这些正是温病用温阳之法与伤寒用温阳之法的区别所在。

## 三 温病证治举隅

### (一) 风温

风温者，顾名思义，是感受风温二气所致。春时多风，其气已温，或冬月应寒反温，触冒风温病邪而发病。陈平伯说："风温为病，春月与冬季居多，或恶风或不恶风，必身热，咳嗽，烦渴。"即指明了本病的好发季节与初起的临床特点。

风温与风热有所不同。风温是一种具体的温病病名，有其特定的病因病机、发病特点及治疗规律。风热则是中医辨证的一种证型，如见咽痛、目赤、龈肿，可辨其为风热上扰。前者是病，后者是证，这就是它们的主要区别所在。

风温的主证，可概括为热、咳、烦、渴四个字，即发热、咳嗽、烦躁、口渴四大症。

1. 病因病机　风温感受途径自口鼻而入。依据其发病部位及证候特点的不同，人体分为三种情况：

其一、温邪上受，客于肺系，见鼻腔、咽喉等肺系部位症状明显，相当于上呼吸道感染。这是风温轻证，多在表卫即愈。

其二、温邪上受，首先犯肺，肺合皮毛主表，故也可出现表卫之证，但多以肺胃为病变重心，严重的可表现为卫气营血整个传变过程。

其三、风温犯肺，逆传心包。因其传变迅速，而使卫气营血的层次模糊，且很快出现神昏、谵语等热入心包之证。

以上三种情况，可用叶天士所说的"温邪上受，首先犯肺，逆传心包”来概括。温邪上受，上者，肺系也；首先犯肺，以肺胃为病变重心；逆传心包，当为重证，出现神志症状。从叶氏之论可以看出，温病传变迅速，又有顺传和逆传之分。何以会出现不传（如第一种情况）、顺传（如第二种情况）及逆传（如第三种情况）的不同传变呢？其原因大抵有三：邪气有轻重，这是其一；正气有强弱，这是其二；治疗是否及时、得当，这是其三。

2. 辨证施治　风温的一般传变，病初邪在肺卫；继而邪热壅肺，实热内结；重则深入营血，逆传心包；发病过程中可以发斑发疹，动风痉厥；后期多见余热不清，气阴两伤。风温治疗主法是宣肺透泄，清化痰热。

（1）邪在肺卫：证见发热，恶风寒，咳嗽，口微渴，有汗或无汗，舌边尖红，苔薄白，脉浮数。

风温初起，邪袭肺卫，故见发热，恶风寒，无汗或有汗；咳嗽为肺气失宣之故；舌边尖红，脉浮数，口渴，或有咽痛，均为表热而非表寒之主要依据。

治以辛凉解表，疏风泄热。选方多用银翘散。

银翘散中有解表、清热及利咽化痰三组药物。用于临床，可依据不同情况进行适当加减。如表重者，加重解表药。热盛者，加重清热药。但有个原则，即风温初起见邪在肺卫者，治疗应在辛凉解表的前提下加减用药，如板蓝根、鸭跖草等清热解毒药亦可加入。

（2）邪热壅肺：证见身热（发热较高），汗出，烦渴，咳喘，胸闷或胸痛，痰粘苔黄，舌红，脉数。

本证多系邪在肺卫的进一步发展。其病机为痰热上壅，肺失宣降，同时热盛伤津。

治以清热宣肺。选方多用麻杏石甘汤加清热解毒药，伤阴者加养阴之品。肺与大肠为表里，肺热移于大肠而见便结，其时还须加入通腑泄热之品，可仿《温病条辨》宣白承气汤之意。

（3）热入营血，逆传心包：证见发热咳嗽，痰中带血，舌质红绛，或见神昏谵语，舌謇肢厥等。

热入营血与逆传心包可以单独出现,也可以合并出现。

治以清营透热,清心开窍。选方多用清营汤为主。

清营汤除能清泄营热之外,尚有透营分之热转气分而解之功。依据证候特点,尚可加入羚羊角(可以重用水牛角代)、天竺黄等药。

(4) 余热留恋,气阴两伤:证见风温后期,低热不清,全身乏力,口舌干燥而渴等。

治以清解余热,护养气阴。选方多用竹叶石膏汤。

《伤寒论》用竹叶石膏汤以瘥后调理。温病后期,余热留恋,气阴两伤者,用之亦较适宜。桑菊饮于风温初起可用,于风温后期余热未清者,亦可应用,但应去薄荷等解表药。

(5) 亡阳(风温变证):证见在高热过程中,突然出现汗出(冷汗)肤冷,四肢不温,精神或淡漠,或烦躁,体温骤降,呼吸短促,脉微细而数。

上述诸证,是由热盛伤津耗气,正不敌邪,阳气暴脱所致。进一步可出现内闭外脱、昏迷痰厥等更为险恶的证候。

治以回阳救逆。选方多用四逆加参汤。或四逆合生脉散。

另有风温夹湿证,可见发热不高,早轻夜重,汗出不解,咳嗽痰多,头胀胸闷,口渴不欲饮,舌苔白腻或黄腻。治可依证用三仁汤或甘露消毒丹。

**(二) 湿温**

湿温与风温为温病的二大类疾病。湿温之病,由感受湿热病邪引起,多发于夏秋季节。因其时天气较热,雨湿较盛,人在气交之中,故易感湿温病。湿温以发病缓慢,身热不扬,脾胃症状明显,病程较长为主要特点。

1. 病因病机　湿温为病,其邪自口而入,直趋中道。中道者,中焦脾胃也。也有内外合邪的,即薛生白《湿热病篇》所谓"太阴内伤,湿饮停聚,客邪再至,内外相引,故病湿热。"可见不管是病从口入,还是内外合病,其脾胃症状尤为突出,故有"湿热之邪,始虽外受,终归脾胃"之说。

湿为阴邪，其性重浊腻滞，与热相合，蕴蒸不化，如油入面，胶着难解。故本病传变较之一般温病缓慢，病程较长，缠绵难愈，不易骤化。

本病的辨证要点，是辨其湿多还是热多。至后期，其传变不外二途：其一是化燥伤阴，入营入血，整个过程表现为卫气营血的传变。其二或见"湿热一去，阳亦衰微"，即"湿胜阳微"的病机转归。

2. 辨证施治　本病系湿中蕴热，交蒸为患。故前阶段多表现为湿重于热，治疗应以化湿为主，可依据具体证候选用芳香化湿、苦温燥湿或淡渗利湿等法，同时应稍佐清热之品。

当湿渐化热，以致热重于湿后，治疗应以苦寒清热为主，同时也应兼以化湿。在病程中，亦可出现湿热并重的证型（或曰阶段），治疗即应化湿清热同时并进。

一旦湿热完全化燥之后，与其他温病相似，可出现内结阳明成实的证型，治疗也须通腑泄热。其后期或见热入营血以致大便下血，或见阳气衰微，其治疗则应因证而异。



下面分湿热遏阻卫气，留恋三焦，蕴结阳明，郁遏膜原，蒙蔽心包，内陷营血，邪退正虚等具体证型分述如下：

（1）湿热交阻卫气：证见恶寒少汗，身热不扬，头重如裹，身重肢倦，胸闷脘痞，苔白腻，脉濡缓。

本证系湿温初起，湿邪偏重，郁遏卫阳，故见恶寒少汗；湿中蕴热，热处湿中，故见身热不扬；湿邪内阻，清阳不升，脾胃受困，肌肉湿着，故见头重身重，胸闷脘痞；苔白腻，脉濡缓，均系湿阻之证。

治以芳化宣透。选方多用藿朴夏苓汤。

依据湿重还是热重的不同情况，或于上方加重化湿药，或稍增清热药。

（2）湿热留恋三焦：证见发热渐盛，汗出不解，肢倦、胸闷、脘痞、纳呆等更趋明显，苔腻，脉濡缓。

湿渐化热，故发热渐盛；湿不为汗衰，故汗出不解；湿热之邪更趋入里，故湿热内阻之证，如胸闷脘痞、纳呆乏味等更见明显。苔腻主湿，由薄腻转厚者，为病进之象。若苔白腻转黄者，为化热之征。

治以疏利三焦，透湿泄热。选方多用蒿芩清胆汤。

湿重者用本方可去黄芩，加苍术、厚朴之类；热重者本方合甘露消毒丹同用。

（3）湿热郁遏募原：证见舌苔白厚腻浊如积粉为辨证要点，他症如寒甚热微，手足沉重，呕逆胀满等。

本证为湿温病中一种特殊类型。其病机为湿浊偏甚，郁遏阳气所致。舌苔白腻如积粉，为湿浊内阻、郁遏募原的明证。寒甚热微，呕逆胀满等症，也系湿邪困遏阳气、郁而不伸的表现。

治以辛苦透泄，开达募原。选方多用达原饮，或合苍术白虎汤。

（4）湿热蕴结阳明：证见发热汗出不解，口渴不欲多饮，脘痞呕恶，心中烦闷，大便溏而不爽，苔黄腻，脉滑数。

湿热郁阻中焦，阳明气机阻滞，故见上述诸证。

治以辛开苦降，清利湿热。选方多用王氏连朴饮合甘露消毒丹。



王氏连朴饮以辛开苦降为主，甘露消毒丹以清利湿热为主。如见便秘者，可加用瓜蒌、枳壳等，而不可轻用大黄、芒硝。

（5）湿热内陷营血：证见湿热诸症未解，而又见舌质红绛，或见斑疹，或见便下鲜血。

舌质红绛，为营血分证所主。湿热化燥化火，深入营血，迫血妄行，故见斑疹或便下鲜血。

治以清营凉血。选方多用清营汤或神犀丹。

（6）湿热蒙蔽心包：证见湿温诸症渐重，而又见神识昏蒙，似清似昧，或时清时昧，时或谵语，舌苔黄腻。

本证常不是单独出现，而是与湿热内陷营血、郁遏膜原及蕴结阳明等证型合并出现，属湿热内蕴、蒙蔽心包以致出现种种神志症状。

治以清热利湿开窍。选方多用安宫牛黄丸（用于热偏重）。或至宝丹、苏合香丸（用于湿偏重）。

(7) 邪退正虚，阴液未复：证见低热，口干，耳聋，大便干结，舌质干红或光绛，脉细数。

湿热化燥化火后同样可伤津劫液，至后期可出现上述邪退正虚，阴液未复诸症。

治以养阴生津。选方多用增液汤加味。重者可用加减复脉汤，视病情亦可用青蒿鳖甲汤。

(8) 中阳失宣，湿热留恋：证见低热，早轻夜重，怕惊，胸闷，苔腻。

本证由湿热留恋日久，损伤阳气所致。亦即湿胜阳微，余邪未解。

治以苦温并用，温阳燥湿。选方多用附子泻心汤。

上方主要取其附子与黄连两味主药。他药随证加减，也可与温胆汤同用。

湿温病是一种常见的温病，由感受湿热病邪所致。湿性重浊腻滞，与热相合，可遍及三焦，但病变过程以中焦脾胃为重心。湿温初起可有表证，但为时一般很短暂。湿温病以湿热留恋气分阶段较长。湿热留恋气分的辨证要点是辨其湿重还是热重。湿温病经及时治疗，一般可望在气分阶段告愈，但亦有内陷营血及蒙蔽心包的。治疗则因证而异。湿温病总的治则是清热利湿，但应处理好清热与利湿之间的关系。既不能任用苦寒清热，因其易伤阳气而使湿邪更趋难化；又不可过用利湿，因其易伤阴液而使热邪更趋难解。两者应适当配合，分清主次，权衡利弊，全面考虑。湿温病易于复发，故后期要注意调养，以防劳复与食复。

## 结　语

本章对温病的辨证要领做了扼要的介绍，其中风温与湿温证治，也仅是举例而已。至于各种具体温病，均有其某些特殊和突出的证治要领。如风温以热、咳为主症，肺经证候比较显著，在卫分、气分阶段，着重宣肺透热，麻杏石甘汤，为此种温病在一定时期内的主方。暑温以热、渴为主症，白虎汤为主方。湿温始虽外受，终归脾胃，肠胃症状较为突出，诊治须辨湿多抑或热多，湿多者以芳香化浊为主，热多者以苦辛通降为主。温毒、温疫等病，以斑、疹、发颐、喉肿为主症，热毒炽盛，清瘟败毒饮、神犀丹等为其主方，重在解毒。至于伏气温病，原属自内出表，传变无定，兹不详论。然其证候表现，大要亦不出卫、气、营、血范围。总之，认识了卫、气、营、血的变化是各种温病的共同规律之后，遇到某些特殊证情，自能一目了然，胸有定见。所以，以卫、气、营、血作为辨证纲领，对于温病的论治，具有十分重要的意义。

# 第四讲
# 《素问·热论》阐释

《素问·热论》是《内经》中较为完整的一篇。它比较系统地论述了热病的范围、发热的病理、热病的过程和热病的治则等。其中所论，既有通常的热病，也有危重的热病，并涉及到热病的禁忌、两感及预后等。在《内经》时代能总结出这样一篇较为系统、较为全面的热病文献，若无相当的学术经验和坚实的实践基础是难以完成的。

下面对《素问·热论》原文作一阐释：

【原文】

黄帝问曰：今夫热病者，皆伤寒之类也。或愈或死，其死皆以六、七日之间，其愈皆以十日以上者何也？不知其解，愿闻其故。

【阐释】

这段文字，重点讲热病的范围，即所谓“今夫热病者，皆伤寒之类也。”可见热病者，为伤寒一类的疾病，在广义伤寒之内，但又不即是伤寒。王冰对此解释说：“寒者，冬气也。冬时严寒，万物深藏，君子固密，不伤于寒，触冒之者乃名伤寒。其伤于四时之气皆能为病，以伤寒为毒者，最乘杀厉之气，中而即病，名曰伤寒。不即病者，寒者藏于肌肤，至夏至前变为温病，夏至后变为热病。然其发起，皆为伤寒致之，故曰热病者皆伤寒之类也。”王冰之说，其意有三：一是指出伤于四时之气皆能为病；二是认为伤寒是感四时之气为病中具有代表性的；三是指明夏至前后所发的温病、热病，也是冬时感寒所致。王冰所述，既有解释，亦有发挥。

那么，何以“其死皆以六、七日之间，其愈皆以十日以上”呢？且看岐伯的回答。

【原文】

岐伯对曰：巨阳者，诸阳之属也，其脉连于风府，故为诸阳主气也。人之伤于寒也，则为病热，热虽盛不死；其两感于寒而病者，必不免于死。

【阐释】

巨阳之“巨”，即大也；大者，即太也。故巨阳者，即太阳也。太阳经是诸经的统率。这是因为太阳经脉连于风府，其风府为督脉之穴，而督脉汇诸阳之气，故太阳主诸阳之气。外邪入侵，太阳首当其冲。这是《内经》对于热病每始于太阳的理论解释，有其合理的成分。

人体被寒邪所伤，之所以病热者，王冰对此亦有解释：“寒毒薄(搏)于肌肤，阳气不得散发而内怫结，故伤寒者反为病热。”可见发热是机体感受邪气后的一种反应状态，它对机体有有害的一面，也有其积极的一面。发热盛，除表明感邪重而外，亦提示机体正气尚充，反应性较强。正是鉴于这点，《热论》明确指出：“热虽盛不死”。这是难能可贵的经验总结。《伤寒论》对此更有发挥，所谓“病有发热恶寒者，发于阳也；无热恶寒者，发于阴也”(原文第 7 条)。发于阳者，正表示正气强，是佳兆；发于阴者，自提示正气弱，是凶象。故医生于临床，不畏其发热盛，只恐其该发热而无热。柯韵伯认为《伤寒论》的上条原文应列于大论之首，是太阳病的提纲。这是有其一定道理的。但我认为《伤寒论》的编次还是以原文为最好。所谓病有发热恶寒者，是伤寒初起、太阳病之常；而其无热恶寒者，则是伤寒初起表现之变证。所以该条文不宜放在太阳病之首。

如热病属两感者，即其阳经、阴经二者同时感受寒邪为病的，那么提示病情较为严重，所以“必不免于死”。

【原文】

帝曰：愿闻其状。岐伯曰：伤寒一日，巨阳受之，故头项痛，腰脊强；二日阳明受之，阳明主肉，其脉侠鼻络于目，故身热，目疼而鼻干，不得卧也；三日少阳受之，少阳主阳，其脉循胁络于耳，故胸胁痛而耳聋。三阳经络皆受其病，而未入于藏者，故可汗而已。四日太阴受之，太阴脉布胃中络于嗌，故腹满而嗌干；五日少阴受之，少阴脉贯肾络于肺，系舌本，故口燥舌干而渴；六日厥阴受之，厥阴脉循阴器而络于肝，故烦满而囊缩。三阴三阳、五藏六府皆受病，荣卫不行，五藏不通，则死矣。其不两感于寒者，七日巨阳病衰，头痛少愈；八日阳明病衰，身热少愈；九日少阳病衰，耳聋微闻；十日太阴病衰，腹减如故，则思饮食；十一日少阴病衰，渴止不满，舌干已而嚏；十二日厥阴病衰，囊纵少腹微下，大气皆去，病日已矣。

【阐释】

对于黄帝想知道的伤寒的症状，岐伯回答说：伤寒病一日，太阳经感受寒邪，太阳脉从巅入络脑，还出别下项，循肩挟脊抵腰中，故头项痛、腰脊强；二日传于阳明受病，阳明主肌肉，其脉挟鼻而络于目，故身热，目疼，鼻干，不得卧。王冰指出："身热者，以肉受邪。胃中热烦，故不得卧。"在中医传统理论中，太阳之热称为发热，而阳明之热谓之身热，故发热与身热在概念上不尽相同。三日传于少阳受病，少阳之脉主胆，其经脉循于两侧胁，上络于两耳，所以胸胁痛而耳聋。如其三阳经络都受了病，而尚未传入脏腑的，都可以发汗而已。四日太阴受病，太阴经脉布散于胃中，上络于咽部，所以腹中胀满而咽喉发干；五日少阴受病，少阴经脉贯于肾而络于肺，且连接于舌根，所以口燥舌干而口渴；六日厥阴受病，厥阴经脉环绕阴器而络于肝，所以烦闷而阴囊紧缩。三阴三阳经、五脏六腑都受到病害，营卫不能流行，五脏不得通畅，于是就难免于死。这里所说的六日之后，三阴三阳、五脏六腑皆受病，则难免于死，与上文"其死皆以六、七日之间"的论述相应。

从上述伤寒逐日传变的证状分析可看出以下几点：其一，所谓三阳病，多为经络循行部位的病变，但也与腑有关，如阳明病之不得卧（胃热之故）、少阳病之胸胁痛（主胆之故）。其二，三阴多脏病，但也与经络有关。其三，病入三阴，有明显伤津劫液现象，如太阴病之嗌干，少阴病之口燥、舌干、口渴等。

如果其不是两感于寒邪的，那么病情就会逐步好转。发病七日而太阳病衰退，头痛渐轻；八日阳明病衰退，身热渐凉；九日少阳病衰退，耳聋渐复；十日太阴病衰退，腹部胀满渐至正常，并渐有食欲；十一日少阴病衰退，口渴止而腹满消(此处原文有“不满”两字，可见上文“五日少阴受之……”当另有腹满一证)，舌干好转而开始打喷嚏；十二日厥阴病衰退，阴囊松弛，少腹部渐觉舒畅。这样大邪之气已去，病就会逐渐好起来了。这里所说的十二日之后，“大气皆去，病日已矣”，与上文“其愈皆以十日以上”的论述相应。

【原文】

帝曰：治之奈何？岐伯曰：治之各通其藏脉，病日衰已矣。其未满三日者，可汗而已；其满三日者，可泄而已。

【阐释】

黄帝道：怎样治疗呢？岐伯说：治疗热病应各通其藏脉。这里突出一个“通”字。三阳病通其脉，三阴病通其脏。塞者为病，通者病愈。如上文所说少阴病衰而见打喷嚏，正说明气机得通，故病渐好转。一般的治则，受病未满三日的，可以发汗而病愈；已满三天的，可以泻下而病愈。王冰对此指出：“此言表里之大体也。《正理伤寒论》曰：由此则脉大浮数，病为在表，可发其汗；脉细沉数，病在里，可下之。由此则虽日过多，但有表证而脉大浮数，犹宜发汗；日数虽少，即有里证而脉沉细数，犹宜下之。正应随脉证以汗下之。”王冰在这里对《热论》的治法颇有发挥，强调其汗其下者，不应为日数所限，日数多而仍有表证者，还可发其汗。日数少而即见里证者，也可下其里。“正应随脉证以汗下之”。



【原文】

帝曰：热病已愈，时有所遗者何也？岐伯曰：诸遗者，热甚而强食之，故有所遗也。若此者，皆病已衰而热有所藏，因其谷气相薄，两热相合，故有所遗也。帝曰：善：治遗奈何？岐伯曰：视其虚实，调其逆从，可使必已矣。帝曰：病热当何禁之？岐伯曰：病热少愈，食肉则复，多食则遗，此其禁也。

【阐释】

黄帝问道：热病已经痊愈，而有时余热遗留不清，即有似以今天所说的后遗症者，是为什么呢？岐伯说：各种余热不清的病人，都是因为发热尚盛之时勉强进食，所以有余邪留滞。这样的病人，病虽衰退而热邪未清，蕴藏于里，犹如叶天士所说：炉烟虽息，灰中有火。这时如勉强进食，必致谷气与邪气相抟，即食谷不化所生之热与所遗邪热相合，所以就有余热遗留。

至于热病的治疗，岐伯说：应观察病人的虚实，虚者当补，实者当泻，根据病情给予适当治疗，其病必定可以治愈。原文所说的"调其逆从"之"从"，即顺也。既顺，又何以调之？这是古文字中常见的偏义复词现象。逆从者，其义偏于逆也。

这段文字的最后指明热病的禁忌：热病稍愈，勉强食肉就易复发，过多进食就易余热不清。可见在热病过程中"食肉"（泛指油腻厚浊之味）及"多食"自在禁忌之列。原文中"食肉则复"之"复"字，与"多食则遗"之"遗"字，其义相近，均是复发、遗邪之意。

这一节原文着重论述热病余热不清的原因、病机、治疗以及热病的禁忌。



【原文】

帝曰：其病两感于寒者，其脉应与其病形如何？岐伯曰：两感于寒者，病一日则巨阳与少阴俱病，则头痛口干而烦满；二日则阳明与太阴俱病，则腹满，身热，不欲食，谵言；三日则少阳与厥阴俱病，则耳聋囊缩而厥，水浆不入，不知人，六日死。

【阐释】

两感于寒的热病，其病变经脉与相应症状是怎样的呢？岐伯答曰：两感于寒的病人，一日太阳与少阴二经同病，症状见到头痛（属太阳之症）、口干而烦闷、腹满（属少阴之症。此处有"烦满"者，再次证明上文少阴病当有腹满一症）；二日阳明与太阴二经同病，症状见到腹满而不思饮食（属太阴之症）、身热（属阳明之症）、谵言；三日少阳与厥阴二经同病，症状见到耳聋（属少阳之症）、阴囊收缩（属厥阴之症）、四肢厥冷（厥者，阴阳之气不相顺接所致，提示病情危重），水浆不能饮入，昏迷不省人事，六日便死。

【原文】

帝曰：五藏已伤，六府不通，荣卫不行，如是之后，三日乃死，何也？岐伯曰：阳明者，十二经脉之长也，其血气盛，故不知人三日，其气乃尽，故死矣。

【阐释】

黄帝追问道：病至五脏受伤，六腑不通，荣卫气血的流行停滞，如此之后，何以再能拖延三天才死亡呢？岐伯说：阳明经为十二经脉之长（阳明为水谷之海，五脏六腑之大源，故说阳明为十二经脉之长），这一经脉血气最盛，所以病人神志昏迷三日后，胃气方尽而死亡。即是说，胃气盛者，病情虽危重，但尚能拖延几天后方死。这段文字说明热病也应重视胃气，胃气盛者病重而尚可延续数日，反之，胃气衰者病重即死。所谓"受谷者昌，绝谷者亡"、"受谷者过期"，就是这个道理。

本节"故不知人三日……"一句，多读为"故不知人，三日……"这是欠妥的。按后者句读，其意难通，且上句"阳明者，十二经脉之长也"得不到落实。



【原文】

凡病伤寒而成温者，先夏至日者为病温，后夏至日者为病暑，暑当与汗皆出，勿止。

【阐释】

这段文字在有些版本是没有的。我认为，这段文字当有与否，虽尚难定论，但就其内容而言，是有其可取之处的。其意思是说，大凡伤于寒而成热病的，发于夏至以前的称为温病，发于夏至以后的称为暑病。暑病当予发汗，使暑热从汗而发散。因此，暑病汗出，不可止之。"暑当与汗皆出，勿止"，是很有价值的经验总结。

《热论》着重论述了以下几个问题：

一、说明了发热的机制，并指出"热虽甚不死"。

二、分析了热病的有常有变，有轻有重，如一般的热病始于太阳，逐传他经，渐趋病愈。危重的热病，即两感于寒者，则病始即见阴阳两经同病，病情险恶。

三、治疗着重于“通”，其汗、泄二法：汗者，外透也；泄者，泄里也，泄热也。汗与泄均是“通”的手段。

四、重视胃气与津液。

五、三阴三阳均是热证。

六、《热论》的六经，主要指经络的病变，但又不全是《灵枢》的十二经，古时对经络的认识也不尽统一。

《伤寒论》对《热论》有重大发展。如《热论》三阴三阳皆是热证，而《伤寒论》三阳为热，三阴为寒（大体如此）。但综观《伤寒论》，自可看到《热论》的痕迹。如《热论》所述太阳病“头项痛，腰脊强”，这正是《伤寒论》所述太阳病的部分症状，仅是后者更为详细而已；《热论》之阳明病，见“身热，目疼而鼻干、不得卧”，犹如《伤寒论》中的阳明经证，为白虎汤、葛根汤所治之证。至于少阳病，两书所述之证均可用柴胡汤。

《热论》之“其未满三日者，可汗而已”，后世对此理解不尽一致。在我看来，汗之之法，各有不同。太阳之汗，当用麻、桂之方；阳明之汗，应用白虎、葛根之属；少阳之汗，可用柴胡汤之类（《伤寒论》原文101条“凡柴胡汤病证而下之，若柴胡证不罢者，复与柴胡汤，必蒸蒸而振，却复发热汗出而解”）。可见和解少阳的柴胡汤亦有发汗作用。《伤寒论》对《热论》“未满三日者，可汗而已”有了新的发挥和发展。太阴病，《伤寒论》与《热论》对此的论述出入颇大，只有“腹满”一症相同。且前者是虚寒性腹满，治以理中丸；后者是热邪所致的腹满，如用伤寒方对照的话，似可用桂枝加大黄汤、桂枝加芍药汤。少阴病，《伤寒论》立四逆汤为主方，而是方不适宜于《热论》中的少阴病。后者用伤寒方黄连阿胶汤相宜。《伤寒论》之少阴急下证，可谓是《热论》之少阴病的痕迹。至于厥阴病，《伤寒论》所述较为零乱，《热论》反比之讲得清楚，后世温病学说对《热论》厥阴病的证治作了补充和发挥，如《温病条辨》下焦温病的证治，在某种程度上适应于《热论》的厥阴病。

至于“已满三日者，可泄而已”之“泄”，也应该活看，不能仅作攻下解释。如太阴之泄、少阴之泄及厥阴之泄，就各有不同，不能同日而论。

《内经》另有《素问・评热病论》一篇，其内容亦大多是论述热病的。尤其开首一段更值一讲，因为该段经文与后世温病学的关系颇大。兹简释如下：

【原文】

黄帝问曰：有温病者，汗出辄复热，而脉躁疾不为汗衰，狂言不能食，病名为何？岐伯对曰：病名阴阳交，交者死也。帝曰：愿闻其说。岐伯曰：人所以汗出者，皆生于谷，谷生于精，今邪气交争于骨肉而得汗者，是邪却而精胜也。精胜，则当能食而不复热。复热者，邪气也，汗者，精气也。今汗出而辄复热者，是邪胜也。不能食者，精无俾也。病而留者，其寿可立而倾也。且夫《热论》曰：汗出而脉尚躁盛者死。今脉不与汗相应，此不胜其病也，其死明矣。狂言者，是失志，失志者死。今见三死，不见一生，虽愈必死也。



【阐释】

黄帝问道：在患温病时，当汗出之后，仍复发热，而且脉象躁动疾数，病情不因汗出而有所减退，且言语狂乱，饮食不进，这叫什么病名？岐伯回答说：这病名叫阴阳交，阴阳交是一种死证。其交者，混淆之意。阴阳交者，是阴阳混淆之证。上述证候，犹如后世温病学所说的热入营血、热入心包证。在《内经》时代，对此已有症状的描述，但缺乏相应的、有效的治疗方法，故说“交者死也”。

阴阳交为何是一种死证呢？岐伯接着说：人体之所以能出汗，是由于水谷入胃，化生精微，水谷精微之气旺盛，则可战胜邪气而作汗。现在邪正相争于骨肉之间，而能够出汗的，是邪气退而精气胜。精气胜者，应当能食而不再发热。既见复热者，是邪气尚留。而汗出者，是精气胜邪。今汗出而仍复发热，是邪气胜于正气。其不能食者，精气缺乏辅助而无后继，即成邪盛正虚之势（“精无俾”之“俾”字，与“裨”通，是辅助之意）。如病势逗留不退，其生命危险在顷刻之间。而且在《热论》(非指《素问·热论》,在《内经》以前,或许另有《热论》存在)早就说过:汗出而脉躁盛的,是死证。现在脉象与汗出不相适应,是精气不胜其邪,死亡的征象已经明显了,况且言语狂乱,是神志失常,神志失常的也是死证。今见三种死候(汗出辄复热,不能食,一死也;汗出脉尚躁盛者,二死也;狂言失志者,三死也),不见生机一毫,虽汗出似乎是佳兆,其结果仍不免于死。

从上述内容可知,后世温病学所述的热病入营入血诸证,在《内经》已有所论述。其治温病重视胃气,重视津液,为后世温病学所继承。汗出而脉仍躁盛者,汗出而狂言失志者,均为热病过程中的恶兆,这些内容亦为后世温病学所重视。

# 第五讲 《温热论》阐释

叶天士的《温热论》，在温病学说中是一部承前启后的医著，是温病学说发展至清代趋于成熟阶段的标志。

《温热论》的主要内容有三：

一、创立"卫气营血"辨证纲领，用以说明温病病程的浅深、病情的轻重，并以此作为治疗的依据。

二、指明温病传变方式有顺传和逆传两种。顺传者，由卫而气而营而血，逐步传入；逆传者，由卫直入营血或内陷心包。前者病情较轻，后者病情危重。

三、扩展诊断方法：其中辨舌之法既精且详，验齿之法尤为独到，并且述及斑疹、白痦的诊断，切合临床实际。

《温热论》，据传由叶氏门人顾景文随师出诊，舟游洞庭时依据天士口授辑成。故论中语辞无多修饰，条理性、系统性不甚强。20世纪60年代初，本人曾将原文系统整理，重新编次章节，使其条理分明，层次井然。兹按重新编次章节后的顺序，逐一阐解。

## 一 温病大纲

【原文】

温邪上受，首先犯肺，逆传心包。肺主气属卫；心主血属营。辨营卫气血虽与伤寒同，若论治法，则与伤寒大异也。

【阐释】

外感温病之邪，从口鼻而入，即是温邪上受。首先犯肺，即表现为卫分、气分之病，因"肺主气属卫"。温病传变方式，与伤寒传经不尽相同，可以直接从肺内陷于心，而见神昏窍闭及营分、血分之证，因“心主血属营”。这种传变方式，称为逆传。伤寒辨证，虽亦提及营、卫、气、血，然与温病卫气营血的辨证与治疗大有不同。

本节原文寥寥几语，然其中有不少值得深究的问题：如温病有新感与伏气两种，本篇所述温病究属哪一种？原文中“逆传”二字如何解释？既有逆传，顺传又怎样？温病治法何以与伤寒大异？

从原文精神看，本篇所述温病，当为新感温病。叶氏门人华岫云对此有专门解释：“邪自口鼻而入，故曰上受。但春温冬时伏寒藏于少阴，遇春时温气而发，非必上受之邪也。则此所论温邪，乃是风温湿温之由于外感者也。”华氏之释，已很明白。那么，何以首先犯肺呢？叶氏自已明确说过：“肺位最高，邪必先伤”、“吸入温邪，鼻通肺络”（《临证指南医案》）。叶氏之见，显然受到吴又可的影响。吴氏《瘟疫论》说：“呼吸之间，外邪因而乘之。”

对于“逆传”的看法，历来注释不一，较有代表性的是章虚谷与王孟英二氏的解释。章氏认为：“以卫气通肺，营气通心，而邪自卫入营，故逆传心包也……心属火，肺属金，火本克金，而肺邪反传于心，故曰逆传也。”王孟英对章氏之注不以为然，指出“《难经》从所胜来者为微邪，章氏引为逆传心包解，误矣。”王氏认为：“温邪始从上受，病在卫分，得从外解，则不传矣。第四章云，不从外解，必致里结，是由上焦气分以及中下二焦者为顺传。惟包络上居膻中，邪不外解，又不下行，易于袭入，是以内陷营分者为逆传也。然则温病之顺传，天士虽未点出，而细绎其议论，则以邪从气分下行为顺，邪入营分内陷为逆也。”意思是说，邪从上焦肺卫下传中下二焦为顺传。如病情危重，病邪内陷上居膻中的心包者为逆传。显然，王氏的解释比章氏来得合理、有说服力。在这里用五行生克理论来解释逆传较为牵强，没有多大实用意义。

从原文整篇主旨来看，是以卫、气、营、血作为病证浅深的标志。温邪由卫而气、而营、而血，虽由浅入深，但属逐步传入，不得称为逆传。若病情急重者，热变最速，初起就由肺卫内陷心营，与一般传变不同，可以称为逆传。叶氏《幼科要略》中说："手太阴气分先病，失治则入手厥阴心包络，血分亦伤。盖足经顺传，如太阳传阳明，人皆知之；肺病失治，逆传心包络，人多不知者。"《临证指南医案》中也谈到："夫温热时疠，上行气分，而渐及于血分，非如伤寒足六经顺传经络者。"上述可见叶氏的意思是以伤寒传经称为"顺传"；温病由气入血，由肺及心，称为"逆传"。本节有"肺主气属卫，心主血属营"及下节有"温邪则化热最速，未传心包，邪尚在肺"等语，可知"逆传"者，是指邪在肺、气、卫分而直传心、血、营分的一种病况。据此而论，亦可见王氏之释，较合原意，当从之为是。

至于何以不谓逆传入"心"，而称逆传"心包"，章虚谷的解释有一定理论价值。章氏说："内经(《灵枢・邪客》篇——引者注)言心为一身之大主而不受邪，受邪则神去而死。凡言邪之在心者，皆心之包络受之，盖包络为心之衣也。"

"若论治法则与伤寒大异"，这是为什么呢？且看下节原文对此的说明。



【原文】

盖伤寒之邪，留恋在表，然后化热入里；温邪则热变最速。未传心包，邪尚在肺。肺主气，其合皮毛，故云在表。初用辛凉轻剂。挟风加薄荷、牛蒡之属；挟湿加芦根、滑石之流。或透风于热外，或渗湿于热下。不与热相抟，势必孤矣。

【阐释】

伤寒是伤于寒，寒为阴邪，化热较慢，所以留恋在表；温病是伤于温，温为阳邪，化热最快。所以同样可见到表证，治法就并不相同。伤寒是寒邪在表，应该用辛温散寒；温病是温邪犯肺，因肺合皮毛，故也见到表证，但不可用辛温，只可用辛凉轻剂来宣肺解表。如有兼夹之证：夹风可加入薄荷、牛蒡之属以外透风邪；夹湿可加入芦根、滑石之流以下渗湿邪。使其不致与温热相结，热势孤立，施治就容易了。

本节内容首先说明伤寒与温病治疗之所以大异的理由。伤寒

(狭义伤寒)与温病,虽在初起之时同有表证。但因受邪的性质不同,所以治法随之而有辛温与辛凉之别。至于化热入里之后,都应该凉解。如《伤寒论》之麻杏石甘汤、葛根芩连汤、小柴胡汤、白虎汤等,均为凉解之方,伤寒与温病治疗的出入就不大了。

伤寒与温病是二大类疾病,治法固有不同;即便统属于温病一类的疾病,治法亦同中有异。如原文所举"挟风加薄荷,牛蒡之属,挟湿加芦根、滑石之流"便是一例。这里叶氏所列药物,仅是举例而已,不必受其限制。如夹风亦可加前胡、苏梗之类;夹湿亦可加茯苓、通草诸药。治风之法则,为"透风于热外",实际上即是辛凉解表,与温病初起基本治法原无二致;治夹湿之法,为"渗湿于热下",这是指以温邪为主,又夹湿邪的治法,故加入芦根、滑石等甘淡渗湿之品,利湿而不伤阴,且使湿与热不致相抟而易解。当然治湿温之法,不宜用甘淡渗湿,而应用芳香化湿,以治湿为主。就目前临床而言,病毒性感染的中医辨证每为温邪夹湿,而肠道感染则多为湿温病证。前者应以治温为主,兼以甘淡渗湿;后者应以治湿为主,或佐清热。前者可用芦根、滑石之流,甘淡利湿而不伤阴;后者宜用厚朴、藿香、六一散、车前子等以燥湿清化。

原文中有"初用辛凉轻剂"一语,后人遂认为叶氏治温病专尚轻淡,温病学派中自身也有这种看法。其实不然。银翘散一方显属"叶派"之方,方中金银花、连翘就是清凉解毒之药,方后加味且有知母、黄芩、山栀之属,银翘何尝清淡?须知"轻"非轻淡之谓,而是轻可去实之义。其首先是指发表药煎药时间不能过长,而宜频服。吴鞠通说得很清楚:"肺药取轻清,过煎则味厚而入中焦矣。病重者,约二时一服,日三服,夜一服;轻者三时一服,日二服,夜一服;病不解者,作再服。盖肺位最高,药过重,则过病所,少用又有病重药轻之患,故从普济消毒饮时时轻扬法。今人亦间有用辛凉法者,多不见效,盖病大药轻之故"(见《温病条辨》银翘散下注)。

其次,轻可去实,实际即是发汗。故《温热论》既云"初用辛凉轻剂",又云"在卫汗之可也"。温病发汗所不同于伤寒者,一则辛凉,一则辛温，但用轻以去实则相同。《汤头歌诀》说：“葛根汤内麻黄襄，二味加入桂枝汤，轻可去实因无汗，有汗加葛无麻黄。”怎说麻黄葛根是轻淡之剂。

再而论之，发汗之药不离乎辛，叶天士所谓“辛胜即是汗药”（见《临证指南医案·幼科要略》冬温条）。而辛胜之药虽不一定是麻、桂，然多少带点温性，故在治疗温病时还须加用凉药，亦即清热药，这就是辛凉解表。故辛凉解表之方与辛温解表之方相比，谓前者发汗力量较轻则可，谓前者即是轻淡之剂则不可。

那么，是不是叶氏就没有用轻淡之剂了呢？此又不然。《温热论》中提到的杏、蔻、橘、桔等轻苦微辛流动之品，显为轻淡之药。《温病条辨》中三仁汤、宣痹汤、三香汤等方，均仿于时氏医案，亦属轻淡之剂。这种方药看来轻描淡写，然而能治好病，有的还不是轻病。桑菊饮可算是轻淡之剂，蒲辅周老中医用治张姓患儿的腺病毒肺炎，效果很好（见《蒲辅周医案》）。三仁汤也可算是轻淡之剂，近年来不少报道证实用其治疗某些疑难病证疗效较好。我也曾始终用三仁汤合甘露消毒丹出入三十余剂，治愈西医诊断为病毒感染引起网状细胞增多症的马姓病案。患者发热四个月不退，自不可谓其轻病也。

【原文】

不尔，风挟温热而燥生，清窍必干，为水主之，气不能上荣，两阳相劫也；湿与温合，蒸郁而蒙蔽于上，清窍为之壅塞，浊邪害清也。其病有类伤寒，其验之之法，伤寒多有变证；温热虽久，在一经不移，以此为辨。

【阐释】

本节首先说明所以要透风于热外，渗湿于热下，不使与热相抟的道理。由于风与温热俱为阳邪，若不透风于热外，势必两阳相合，风火相煽，津液被劫而使口鼻干燥少津，故曰“清窍必干”。清窍者，根据《内经》“清阳出上窍”的论述，包括耳、目、口、鼻。湿为浊邪，温邪夹湿之病，若不渗湿于热下，势必湿热蒸郁，蒙蔽于上，壅塞清窍，或为鼻塞，或为耳聋，此为“浊邪害清”。

其次，申述伤寒与温病传变情况的不同。所谓“温热虽久，在一经不移”，是与伤寒比较而言的。由于伤寒之邪，留恋在表，然后入里，例如太阳病或传阳明、少阳，或传三阴，所以说“伤寒多有变证”；温病进展的情况，基本上都是趋于化热一途，所以说“在一经不移”。然这并不是说温病绝对没有变证。

## 二 逆传入营

【原文】

前言辛凉散风，甘淡驱湿，若病仍不解，是渐欲入营也。营分受热，则血液受劫，心神不安，夜甚无寐，或斑点隐隐，即撤去气药。如从风热陷入者，用犀角、竹叶之属；如从湿热陷入者，犀角、花露之品，参入凉血清热方中。若加烦躁、大便不通，金汁亦可加入。老年或平素有寒者，以人中黄代之，急急透斑为要。



【阐释】

前面已讲了辛凉散风、甘淡驱湿。如病情仍不解者，就可能渐趋入营了。热邪传入营分，血液亦必受劫。由于心主血脉，故可导致心主神明失司，见神志不安，甚者夜不安寐。或因热入营血而致斑疹隐隐。到了这种病程阶段，就应撤去上述所说的辛凉散风、甘淡驱湿之“气药”。如由风热病邪内陷营血的，可用犀角、竹叶一类。在现在看来，用犀角者，必营血之重证。但在叶天士用犀角，则取其清热宣透之功。观其医案，初入营分之证亦常用犀角。当然也有可能叶氏之时犀角的货源较现在为多。目前临床多用广犀角或水牛角代犀角，疗效尚可，惟其剂量宜较大。

如由湿热病邪陷入营分的，可用犀角、花露一类。这里所说的花露，可能指金银花露，取金银花清热透发之能。其用犀角、竹叶之属治风热陷入者，或用犀角、花露之品治湿热陷入者，均非单独应用，而是“参入凉血清热方中”。如病情较重，见烦躁、大便不通的，金汁也可加入。老年病人及平素虚寒者，金汁过于寒凉，可用人中黄代替。

上述可见逆传入营之证，治疗必须以清营透热为主，然须要辨清所陷入病邪的性质，随之在用药方面再予加减变化。本节原文列举风热陷入者，宜加犀角、竹叶之属以清热透泄；湿热陷入者，参以犀角、花露以清泄芳化；若见烦躁、大便不通，提示邪毒极盛，锢结于内的，加入金汁以清火解毒；年老体弱或素体虚寒之人，用清火解毒之品又需谨慎从事。原文所举药物，仅是举例而已，不可刻板看待。

逆传入营，可见斑点隐隐，治以"急速透斑为要"。其透者，是达外之意。温病治疗，透法至关重要。发汗解表，无疑是"透"；白瘖遏阻，用药使之外发，亦是"透"；疹子郁闭，用药使之宣发，亦是"透"；本节治斑用清热凉营与通便解毒之品，而不用发散之药，目的是炀灶减薪，去其壅塞，里通表自和，也是使斑疹外透，故亦称"透"。总之，凡使病机自内达外，都属透法，而并非专指辛散发汗。



【原文】

若斑出热不解者，胃津亡也，主以甘寒，重则如玉女煎；轻则梨皮、蔗浆之类。或其人肾水素亏，病虽未及下焦，先自徬徨矣，必先验之于舌，如甘寒之中加入咸寒，务在先安未受邪之地，恐其陷入易易耳。

【阐释】

斑出之后，邪已透发，理应热退，如热仍不退，多由于胃津亡失，水不足以济火，当用甘寒之药为主以生胃津，重则如玉女煎之类（"重则如玉女煎"之"如"字，叶氏原作本无此字，由王孟英将其编入《温热经纬》时加上，此字加得好。如者，类也。如玉女煎，说明是方仅是举例而已），以生津清热；轻则可用生梨皮、甘蔗浆等品，以养其胃阴。病人或肾水素亏，其时病虽未至下焦阶段，就得防其乘虚陷入下焦，伤及肾阴，医生必须事先考虑养阴、育阴以治之。此时须以察舌为决定性的诊断，如见舌绛暗而干燥者，是为肾亏征兆，当在甘寒之中加入咸寒之品，以滋养肾阴。"务在先安未受邪之地"，即是虑其肾水有损而补其不足，防其陷入阴枯液涸之境。

本节内容大意有三：一是温病治疗应该刻刻注意顾护阴液，要事先考虑津液受损之处。如待到"焦头烂额"的程度才注意保阴养阴，那就为时过晚了。二是同为养阴，用药亦有区别：胃津亡者，用甘寒之品；肾阴伤者，用甘寒加入咸寒之物。三是突出温病治疗"必验之于舌"。章虚谷指出："热入于营，舌色必绛。风热无湿者舌无苔，或有苔也薄也；热兼湿者，必有苔而多痰也。"章氏所述，确是经验之谈。

至于原文所说"重则如玉女煎"，王孟英认为"言如玉女煎之石膏地黄同用，以清未尽之热而救已亡之液。"但我认为，玉女煎主要取其石膏、知母与地黄同用以清热养阴，其中知母一药切不可忽视。《温病条辨》用玉女煎时，去掉长于治内伤的牛膝和偏温的熟地。加玄参与生地，称为加减玉女煎。是方如此一易，使之更合温病之用。

本节所论，还体现了"上工治未病"的精神。其人肾水素亏，热虽未及下焦，因其陷入易易，必须事先虑及。至于肾水素亏的诊察，一是参考病人平素体质；二是详询患病经过；三是必须验之于舌，这点最为客观：胃津亡者，舌色绛而光亮；肾水亏者，舌色绛而不鲜。"务在先安未受邪之地"一句大有深意，值得深究。



## 三 流连气分

【原文】

若其邪始终在气分流恋者，可冀其战汗透邪，法宜益胃，令邪与汗并，热达腠开，邪从汗出。

【阐释】

上文论述逆传入营，治宜凉血清热。本节是说，如邪气始终停留在气分阶段，希望它得一身战汗来透邪外出，其治应与"益胃"之法。经过战汗现象，热达于外，腠理开泄，邪气可从汗而出。

何谓“益胃”？有两家之说。

章虚谷说：“邪在气分，可冀战汗，法宜益胃者，以汗由胃中水谷之气所化，水谷气旺，与邪相并而化汗，邪与汗俱出矣。故仲景用桂枝汤治风伤卫，服汤后令啜稀粥以助发汗。若胃虚而发汗，邪不能出，反从内入也。故要在辨邪之浅深。若邪已入内而助胃，是助邪反害矣。故如风寒温热之邪，初在表者，可用助胃以托邪；若暑疫等邪，初受即在募原而当胃口，无助胃之法可施，虽虚人亦必先用开达，若误补，其害非轻也。”章氏之说总的精神是说，益胃者，重在助养胃气。但应详细辨证，风寒温热之证，邪尚在表，可用助胃以托邪；而暑疫湿浊之病，或邪已入内者，则助胃之法不可施。

王孟英对益胃之法，持不同看法。他说：“心肺同居膈上，温邪不从外解，易于逆传。故首节言内陷之治，次明救液之法，末言不传营者，可以战汗而解也。第邪既始终流连气分，岂可但以初在表者为释。盖章氏疑益胃为补益胃气，故未能尽合题旨。夫温热之邪迥异风寒，其感人也，自口鼻入，先犯于肺，不从外解，则里结而顺传于胃。胃为阳土，宜降宜通，所谓腑以通为补也。故下章即有分消走泄以开战汗之门户云云。可见益胃者，在疏瀹其枢机，灌溉汤水，俾邪气松达，与汗偕行，则一战可以成功也。”



王氏之释，认为益胃者，一是疏通气机，二是灌溉汤水，而并非专指补益胃气而言。此释较妥。

【原文】

解后胃气空虚，当肤冷一昼夜，待气还自温暖如常矣。盖战汗而解，邪退正虚，阳从汗泄，故渐肤冷，未必即成脱证。此时宜令病者安舒静卧，以养阳气来复。旁人切勿惊惶，频频呼唤，扰其元神，使其烦躁。但诊其脉，若虚软和缓，虽倦卧不语，汗出肤冷，却非脱证；若脉急疾，躁扰不卧，肤凉汗出，便为气脱之证矣。更有邪盛正虚，不能一战而解，停一二日再战而愈者，不可不知。

【阐释】

汗解之后，胃气空虚，阳气不足，可能在一昼夜中皮肤较冷，不足为异。等到胃气来复，自能温暖如常人。这是因为战汗而解，邪退正虚，阳气从汗发泄，所以皮肤较冷，未必即是脱症。这时应嘱咐病人安舒静卧，使阳气逐渐恢复，旁人切勿惊慌，频频呼唤病人，扰其元神。只要诊到脉象虚软和缓，虽然倦卧不语，汗出身凉，却非脱证；如见脉象很急很快，病人烦躁不眠，皮肤发冷，不断汗出的，那才是气脱之候。可见"汗出肤冷"与"肤冷汗出"有其不同之处。汗出后肤冷，为邪解正虚之象；肤冷而汗出，为正气虚脱之征。原文指出还有一种情况，即是邪盛正虚之人，一次战汗病不能解，须停一二日再战而愈的，也不可不知。

本节内容着重论述战汗后是否出现脱证的鉴别，以及作为鉴别要据的脉象情况。《伤寒论》指明脉沉细或微细，为少阴之脉、气衰之征。叶氏对此有发挥，认为脉急疾者，也为气脱之兆。叶氏《温热论》很少提及脉象，而在这里却很强调之，正可说明脉象在此时至关重要。

综合流连气分的上述二节原文，以下四个问题值得深入讨论：

1. 邪在气分流连是怎样一种情况：叶氏原文只提出邪在气分流连，而未及具体症状。章虚谷在注释卫、气、营、血各阶段主证时指出："不恶寒而恶热，小便色黄，已入气分矣。"章氏之注可帮助我们理解到气分的基本症状是：发热不退，不怕冷而怕热，小便色黄等。所谓气分流连者，指上述症状持续不减，病情既不减轻，亦不加重。吴坤安《伤寒指掌》中的"察舌辨证歌"说："凡舌苔白中带黄，日数虽多，其邪尚在气分流连，可冀战汗而解"，亦可作本章之参考。我们可以这样来理解：邪已离卫分，亦不传营，舌苔白中带黄，热势稽留不退，日数已多，是邪在气分流连的基本症状。

2."益胃"究竟用什么方法："益胃"的目的，根据原文是使其"邪与汗并，热达腠开，邪从汗出"。换句话说，是助其出汗。章虚谷所说的扶助胃气固然也是帮助出汗的一种方法，但与温邪在气分流连的症状对勘，不可以用此法。所以对"益胃"二字，不能望文生义，不能以补益胃气来解释。王孟英提出的"所谓益胃者，在疏瀹其枢机，灌溉汤水，俾邪气松达，与汗偕行”的看法，较合原意。王氏认为“益胃”的方法，不外乎“疏通气机”和“清气生津”。我们若联系到下文论“邪留三焦”，便可以看出在章法与内容上都是与本段文字对待立论的。下文以“疏通气机”的方法来开战汗之门户，则本章“益胃”的方法，以用“清气生津”与灌溉汤水更为恰当。陈光淞《温热论笺正》亦提出过“益胃”的具体方法：“如《温病条辨》中之雪梨浆、五汁饮、桂枝白虎汤等方，均可采用。热盛者食西瓜，战时饮米粥白水，所谓令水与汗并，热达腠开，得通泄也。”

3. 为什么会发生战汗：典型的战汗，目前临床较为少见，但汗出前烦躁不安，有些寒意的不很典型的战汗还是时有可见的。其“战”者，为邪正剧争之象，战而汗出病解，为正胜邪劫的表现。战汗之机转，当是邪气已相当深入，然正气尚能驱邪外出，力透重围，故有“战象”。故战汗不发生在病初之时，也不可以勉强求致，只可因势利导，如原文中“益胃”方法，就是补充津液以为作汗之资，然后热达腠开，邪从汗出，即属扶正达邪、因势利导方法的一种。



4. 气虚与气脱的鉴别问题：原文有关鉴别气虚与气脱的脉症，颇为精细。气虚者，就症状而言，每汗出而热退肤冷，此为邪解正虚之象，理当如此，不足为怪，即仲景所谓“汗泄热去身凉即愈”；气脱者，每见肤冷汗出（出冷汗），犹如《伤寒论》所说：“发汗遂漏不止，其人恶风小便难，四肢微急，难以屈伸……”甚者汗出如油。就脉象而论，汗出之后脉见虚软和缓者，为邪退正虚之脉；如脉见急疾者，多为气脱之象。《素问·评热病论》说：“汗出而脉尚躁盛者死。”可见汗后而脉见急疾不宁、躁盛失和的，每提示邪盛正衰，病情危笃。

## 四 邪留三焦

【原文】

再论气病有不传血分，而邪留三焦，亦如伤寒中少阳病也。彼则和解表里之半；此则分消上下之势。随证变法：如近时杏、朴、苓等类，或如温胆汤之走泄。因其仍在气分，犹可望其战汗之门户，转疟之机括。

【阐释】

气分病证较多，上章论及邪在气分流连，这里所述是另一种病证，也不传血分（包括营分），而形成"邪留三焦"的情况，其症状与伤寒少阳病相似。但伤寒少阳病，邪在半表半里，所以治以和解半表半里之法为主；这里所述是温病邪留三焦，用分消上、中、下三焦之法为主。邪留三焦的治疗应随证变法，如近时杏仁、厚朴、茯苓等类；或如温胆汤的流动走泄（痰湿）之品，都可以用。因为这种病证，邪仍在气分，只要气机一开，可能有汗解或战汗而解的机会；也可能转成疟状，病势也会得到减轻而向愈。

对于本段原文精神的理解，章、王二氏也有不同之处。章虚谷说："凡表里之气，莫不由三焦升降出入，而水道由三焦而行。故邪初入三焦，或胸胁满闷，或小便不利，此当转其气机，虽温邪不可用凉药遏之。如杏、朴、温胆之类，辛平甘苦，以利升降而转气机，开战汗之门户，为化疟之丹头……不明此理，一闻温病之名，即乱投寒凉，反使表邪内闭，其热更甚，于是愈治而病愈重，至死而不悟其所以然，良可慨也。"在这里章氏主张治邪留三焦，以转其气机为主，而"不可用凉药遏之"。

王孟英则进一步认为："章氏之释，于理颇通，然于病情尚有未协也。其所云分消上下之势者，以杏仁开上，厚朴宣中，茯苓导下，似指湿温。或其人素有痰饮者而言，故温胆汤亦可用也。试以《指南》湿温各案参之自见。若风温流连气分，下文已云到气才可清气，所谓清气者，但宜展气化以轻清，如栀、芩、蒌、苇等味是也。虽不可遽用寒滞之药，而厚朴、茯苓亦为禁剂。彼一闻温病即乱投寒凉，固属可慨；而不辨其有无湿滞，概用枳、朴，亦岂无遗憾乎！至转疟之机括一言，原指气机通达，病乃化疟，则为邪杀也。从此迎而导之，病自渐愈。"王氏之论：认为本段内容及章氏解释，适应于湿温病或素有痰饮者。如风温流连气分，杏、朴、苓之类也不可乱投，而宜展气化以轻清，如用栀、芩、蒌、苇等味。可见不能一概而论，而应辨明病邪性质。

本段原文所及之“三焦”，在我看来，是为少阳之互词。其证则如寒热往来或起伏，胸胁满闷，呕恶，小便不利等都可能错综出现。所以叶氏说：“犹之伤寒中少阳病也。”但叶氏以伤寒温病对待而论：伤寒从横看，治宜和解表里之半为主；温病从竖看，治宜分消上下之势为主。因三焦为表里之气升降出入之道理，证亦变化多端，必须细察病邪属性的不同，或病人体质的强弱，辨证治之。叶氏原文用杏、朴、苓分消，即王氏所说，以杏仁开上，厚朴宣中，茯苓导下，适宜于湿温等证。因为湿热淹缠，宜芳香化湿，以开为主，正如章虚谷所谓不可用凉药遏之。王孟英补充用栀、芩、蒌、苇，适宜于风温等证。因为风温流连，宜轻清化气，不可用香燥之药，以免化燥伤阴。在病机上虽然同属邪留三焦，而用药之所以不同，其理就在于此。所以叶氏提出“随证变法”四字，实为全文之眼目。



例如：证见温邪夹湿留恋三焦，寒热起伏，胸闷，腹胀，溲短，舌腻，宜用分消走泄等法，如杏、朴、苓、温胆等方。

证见风温流连气分，身热不退，咳嗽不爽，舌黄溲赤，宜用展气机以轻清，如栀、芩、蒌、苇等味。

证见邪伏募原，寒热如疟，胸膈满闷，舌白如积粉而滑，四边色红，宜用开达膜原之法，如达原散。

证见半表半里，寒热往来，胸胁苦满，心烦，口苦，喜呕，脉弦细，舌白或黄，宜用和解清利之法，如小柴胡汤、蒿芩清胆汤。

再如三仁汤证、甘露消毒丹证等，都是随证变法的例子。

上述病证及用药虽不同，但开展气机，达邪外出之理则同。用此等法，可能得一次战汗或畅汗，邪从汗出，病就此顿解。也可能转成疟状，病情逐渐减轻以至痊愈。

原文所谓“转疟”者，可能有两种情况：一种是疾病本是疟疾，但开始时疟候不明显，经一段时间症状显露后，确诊疟疾了。另一种是疾病本非疟疾，经分消上下或走泄疏通治疗后，或发热渐退，或热度顿挫，或热退而尚稍有起伏，疾病总的趋势是好转的。邪留三焦，战汗者可冀疾病顿愈（“战汗之门户”）；转疟者亦是疾病向愈的征象（“转疟之机括”）。又，上文益胃以求战汗，这里用分消走泄以开战汗之门户，方法虽异，达邪外出之理则同。

## 五 里结阳明

【原文】

再论三焦不从外解，必致成里结。里结在何？在阳明胃与肠也。亦须用下法，不可以气血之分，就不可下也。但伤寒邪热在里，劫烁津液，下之宜猛；此多湿热内搏，下之宜轻。伤寒大便溏，为邪已尽，不可再下；湿温病大便溏为邪未尽，必大便硬，慎不可再攻也，以粪燥为无湿矣。



【阐释】

病在三焦气分，不从外解，必致里结阳明，阳明属胃与肠。《伤寒论》讲阳明，尽指出其胃家实，所谓“胃中必有燥屎五、六枚”。当然，《伤寒论》所说的胃，广义言之，肠亦可统属之。而《温热论》对此讲得比较明确、具体，阳明者，是指胃与肠（大肠）。病在胃与肠，可以用通下之法，不可认为温病辨证分气血（卫气营血），就不存在里结阳明，就说其不可用通下了。伤寒六经辨证，温病卫气营血辨证，两者自有不同之处，然可下之证两者皆有。惟伤寒邪热在里，结成燥矢，劫烁津液，下之宜猛，否则不足以祛邪；此多湿邪凝滞，本非燥矢，下之宜轻，而非猛下所宜。这是伤寒与湿温用下法的第一点不同。还有一点，伤寒大便溏，为燥矢热结已尽，不可再下；湿温病大便溏，是胶粪痰涎之物，为湿邪未尽，必须等到大便干燥，始为无湿，不可再攻，再攻则成害。这是叶氏的经验之谈，很有实际意义。

章虚谷对本节原文的精神实质作了很好的阐发。他说：“伤寒伤热，肠胃干结，故下宜峻猛；湿热凝滞，大便本不干结，以阴邪瘀闭不通，若予承气猛下，其行速而气徒伤，湿乃胶结不去，故当轻法频下，如下文所云小陷胸、泻心等，皆为轻下之法也。”章氏在这里强调，湿热治疗若用承气猛下，必因其行速而气徒伤；湿热当用轻法频下，如用小陷胸、泻心汤等。

【原文】

再人之体，脘在腹上，其地位居于中，按之痛，或自痛，或痞胀，当用苦泄，以其入腹近也。必验之于舌：或黄或浊，可与小陷胸汤或泻心汤，随证治之。或白不燥，或黄白相兼，或灰白不渴，慎不可乱投苦泄。其中有外邪未解里先结者，或邪郁未伸，或素属中冷者，虽有脘中痞闷，宜从开泄，宣通气滞，以达归于肺，如近俗之杏、蔻、橘、桔等，是轻苦微辛，具流动之品可耳。

【阐释】

就人体而言，胃脘部在腹之上，其位居中。此处若按之痛，或不按自痛，如自觉痞胀，当用苦寒下泄之法。因其病位入腹已近，下泄为顺捷，但必须验之于舌：苦泄通下之证，其舌苔必见或黄或浊，其方药可随证选用小陷胸汤或泻心汤。一般说来，其证较轻者用小陷胸汤，其证较重者用泻心汤。泻心汤有五，这里究竟用何方为宜？在我看来，是用大黄黄连泻心汤。因从原文分析，泻心汤比之小陷胸汤，是进一步而论的。黄连与大黄同用，有制约作用，不致泻下过猛。大黄通肠腑，黄连厚肠胃，故二药相配，既能通腑，又不致泻下过猛。吴又可《瘟疫论》反对用黄连，因吴氏多主张下之宜猛，说明他已认识到黄连有制约大黄泻下的作用。张锡纯《医学衷中参西录》则明确认识到这一点，认为黄连与大黄同用，能通腑而不过于泻。《医学衷中参西录》所论述的泻心汤方义，很值一读。

如虽有脘中痞胀，若舌苔白而不燥，或黄白相兼，或灰白而口不渴，就不可乱投苦泄之药。因其舌苔白而不燥者，为外邪未解而里先结；舌苔黄的相兼者，为邪气内郁而非有形之物；舌苔灰白而口不渴者，为素有中冷之证。凡见上述诸种舌象者，宜从开泄之法（而不宜用“苦泄”），宣通气分，使邪仍从肺而出，如近俗之杏仁、蔻仁、橘皮、桔梗等药，微苦微辛，流动之品，就可以用。可见温病学派对这类病证的用药确是略轻，然十分讲究，十分仔细。有些医生处方粗枝大叶，这是不足取的态度。已故程门雪院长处方用药特别细致，如用苏叶还是用苏梗，在程门雪先生就大有推敲之处。

王孟英指出：“凡视温症，必察胸脘，如拒按者，必先开泄。若苔白不渴，多夹痰湿，轻者橘、蔻、葛、薤；重者枳实、连、夏皆可用之。虽舌绛神昏，但胸下拒按，即不可率投凉润，必参以辛开之品始能有效也。”凉润之剂中参以辛开之品，非但适用于某些温病，亦适用于某些杂病。在大剂凉润剂中加入少许辛开之品，如桂枝、细辛之类，不使凉润之剂过于阴滞，而有利于凉润药的奏效。

【原文】

前云舌黄或浊，须要有地之黄，若光滑者，乃无形湿热中有虚象，大忌前法。其脐以上为大腹，或满或胀或痛，此必邪已入里矣，表症必无，或十只存一。亦须验之于舌：或黄甚，或如沉香色，或如灰黄色，或老黄色，或中有断纹，皆当下之，如小承气汤，用槟榔、青皮、枳实、元明粉、生首乌等。若未见此等舌，不宜用此等法。恐其中有湿聚。太阴为满，或寒湿错杂为痛，或气壅为胀，又当以别法治之。

【阐释】

前面讲到舌苔或黄或浊，但须要黄苔有根地，刮之不去；若光滑无根，不过湿热交蒸，胃中原无结滞之邪，大忌用陷胸、泻心汤等攻泄。

脐以上是大腹部，此处或满、或胀、或痛，足见邪已入里，表证已经没有，即使有，也仅是十分之一、二而已。但也要验之于舌：或黄甚，或如沉香色，或如灰黄色，或老黄色，或黄燥而中有裂纹，这些均提示里结已甚，可用泻法，如小承气汤，或用槟榔、青皮、枳实、元明粉、生首乌等，都是轻下之法。若未见此等舌象，便不宜用此等方药。因为湿聚太阴亦可导致腹满，寒湿错杂亦可引起腹痛，气壅不通亦可出现腹胀，凡遇上述这些或满，或痛、或胀，又当用别法来治疗了。

章虚谷指出："舌苔如地上初生之草，必有根，无根者为浮垢，刮之即去，乃无形湿热，而胃无实结之邪，故云有中虚之象。若妄用攻泻伤内，则表邪反陷为难治矣。即使有腹满胀痛等证，更当验舌以辨虚实寒热，若无此等舌苔，即不宜用攻泻之药。"章氏又说："脾为湿土，故脾阳虚则湿聚腹满，按之不坚，虽现各色舌苔而必滑，色黄为热，白为寒，总当扶脾燥湿为主，热者佐凉药，寒者非大温其湿不能去也。若气壅为胀，皆有寒热虚实不同，更当辨别，以利气和气为主治也。"章氏在这里指出，脾虚湿聚者舌苔必滑，其色可有不同，色黄为热，色白为寒，治之则以扶脾燥湿为基本原则，热者佐以凉药，寒者配以温药。具体用方，在我认为，脾虚有热者可用连理汤（理中汤加黄连），脾虚有寒者可用附子理中汤。

本段内容强调舌象对于决定可攻与否的重要性。吴坤安对此更有发挥，结合舌象与症状而断其是否可用下法。他说："舌苔虽黄，而未至焦老裂纹起刺，大便虽秘，而未至痞满硬痛，尚属胃家热而未实，宜清不宜攻。必再验其舌形黄厚焦老，中心裂纹，或起刺，腹中硬满胀痛，方用承气下之即安。舌中心属胃，凡肠中有燥矢，舌心必有黄燥黑燥等苔，然腹无硬满攻痛之状，亦只须养阴润燥，不可妄用承气攻下。"可见温病用下，亦须慎重，全面分析，方可无误。

邵仙根说："邪入阳明，有在经在府之分，有已实未实之别，治法有宜清宜下之异。临证切宜详察。"邵氏之说，甚为概括。不管伤寒，还是温病，只要邪入阳明，则应辨明其在经在府、已实未实，治之宜清宜下。

总结以上三段原文，均为论述温邪入气以后，不从外解，必致里结阳明。所谓阳明，包括胃与肠两部分。第一段原文为总纲；第二段原文论里结于胃；第三段原文论里结于肠。里结于胃与肠虽然在风温湿温都可见到，而以湿温为多。但湿温之病，初起原有胸脘痞闷，甚则腹部胀满疼痛，不可误认为里结阳明，轻用通下。鉴别之要，在于验舌：黄而燥，黄而浊，有根有地，为湿热里结在胃，可用苦泄；黄苔，黄如沉香色，灰黄色，老黄色，黄燥而有裂纹，为湿热里结在肠，可用通下；若未见此等舌，虽见胸腹或满或痛或胀，甚或大便秘结，仍是未结之象，不宜用此等法。总之，湿热已结用苦泄或通下，湿热未结用开泄。这是两个有原则性出入的治法，切不可混淆。《素问·热论》指出："热病已满三日者可泄而已"，叶氏对此大有发挥，认为同是"泄"，可有通泄（适用于里结于肠，如小承气汤）、苦泄（适用于里结于胃，如小陷胸汤、泻心汤）、开泄（适用湿热内阻而未致里结，如杏、蔻、橘、桔之类）的不同。

## 六 卫气营血看法

【原文】

大凡看法，卫之后方言气，营之后方言血。在卫汗之可也；到气才可清气；入营犹可透热转气，如犀角、元参、羚羊等物；入血就恐耗血动血，直须凉血散血，如生地、丹皮、阿胶、赤芍等物。否则前后不循缓急之法，虑其动手便错，反致慌张矣。

【阐释】

温病总的看法，卫分之后才是气分的阶段；营分之后才是血分的阶段。"在卫汗之可也"，其着眼点在"可也"两字。邪在卫分，用发汗之法即可。卫分之热再高，也不宜用清气之法。当然，其发汗者，系指辛凉发散，而非指用麻、桂之剂辛温发汗。在卫汗之可也，亦有《内经》"热虽盛不死"之意。邪在卫分发热，虽盛而无大关系，用辛凉之剂发散其邪就可以了。"到气才可清气"，说明清气之药于邪入气分才可以用。邪尚未入于气分，不宜轻用清气之品。"入营"，还可以透营分之热使其转出气分而解，邪乍入营，不必即用大剂清营之品。至进入血分，就恐其耗血动血，必须凉血化瘀。治疗如不循这种程序，那就缓急不分，动手便错了。可见叶天士所论的卫气营血辨证，当急则急，该缓则缓，如病有发热，当须清热，古今皆同，无人不晓。而叶氏提出，未入气分，不可轻用清气药，乍入营分，尚可透热转气，而未必即用大剂清营药。如病入血分，“则恐耗血动血，直须凉血散血。”

透热转气是温病治疗的一种很好的方法。从前上海名医张聋聱治温病讲究“透表”与“表透”。邪在卫表，应当透表。所谓“表透”，即是透足之意，不限于邪在卫表之用。其透者，意义较广。病机之透，是说病理机转以外透为顺。治疗之透，是说用药引导病邪从外而透。可见透者，并非仅指发汗透表。原文用犀角、玄参、羚羊角等药作为治气入营分透热转气之品，其中羚羊角尚有些透热作用，而犀角、玄参则直清营分之热，很难说其有“透”的作用。后世不少医家提出用生地、豆豉(黑膏方)之类，使药物与治则更趋合拍。

叶氏以卫气营血四个层次论治温病，近人章次公先生谓为“推断病情之演变，把握体质之强弱，举营、卫、气、血四字为纲领，其归纳证候之方法，凭借客观的事实，固与仲景之划分六经，异曲同工者也”(见《新中医药》三卷一期《陆九芝论“临证指南”温热门席始七案书后》)。但用这套方法辨证论治，其目的是制止疾病的发展，用之能否制止疾病的发展，则历来有信有疑。这里有个温病学说用药疗效的评价问题。我认为，根据《温热论》所论述，其目的是千方百计截断疾病的发展。

温病初起，“在卫汗之可也”，用辛凉轻剂，其目的就是促使它外解。夹风者之所以要透风于热外，夹湿者之所以要渗湿于热下，其目的就是不使风或湿与热相搏。否则，就有可能“两阳相劫”，而致“清窍必干”，或“湿与温合”，而致“浊邪害清”。

全部《温热论》精神，一方面是透解外邪，故在乍入营分，犹可透热，仍转气分而解。问题在于路要一步一步地走，在通常情况下，不能把治血分药如生地、丹皮、阿胶、赤芍等用于卫分气分，否则，还谈什么辨证论治呢？所以叶天士说：“不循缓急之法，虑其动手便错耳。”另一方面就是扶正存津。邪在气分流连，治以益胃生津；其人肾水素亏，病虽未及下焦，须甘寒之中加入咸寒，务在先安其未受邪之地，恐其陷入。这些都是扶正法，也就是防止疾病向重症转变。

但是，用了这些方法，疗效究竟怎样？能否制止病变的发展？这要具体情况具体分析。所谓“温病”，还是一个广义名称，所包括病种很多。其中有的病可以一汗而散，有的病可以到气而解，有的病可以阻止它逆传，有的病一定要入营入血。至于入营入血，虽用药得当，已是半生半死。再则邪有兼夹，体有强弱，都可以影响疗效。但当时用这套方药，对于多数热病，疗效还是较高的，较之仅用《伤寒论》方为高，这是毋庸置疑的。所以章次公先生说：“亲友中有寒热甫起者，即延予诊治，随投以桂枝、麻黄、小柴胡、栀子豉、白虎、葛根芩连汤等，无不备尝，比之逆水上行舟，竭尽心力，而效果殊微。更事既多，始恍然徒奉经方以为名高者之失，转而推用叶氏所创平淡轻灵滋阴存津之方”（引文出处见上）。对某些重症热病，最好开始就以祛邪为主，用一种药阻遏它发展，古人是早有这种想法的。吴又可就是想对每一种病找一种特效药，但在当时的条件下，是找不到的。过去聂云台治疗肠伤寒，不用卫气营血辨证，开始即用大黄，只能说也有一定疗效，然若谓究是特效药，则未可轻信。



叶氏原文未及卫、气、营、血各阶段的主证，章虚谷对此做了很好的补充。他说：“凡温病初起，发热而微恶寒者，邪在卫分；不恶寒而恶热，小便色黄，已入气分矣；若脉细舌绛，邪入营分；若舌深绛，烦躁不寐，或夜有谵语，已入血分矣。邪在卫分，汗之，宜辛平表散，不可用凉；清气热，方可用辛凉，若太凉，又使邪不外达而内闭，则病重；故虽入营，犹可开达转出气分而解。倘不如此细辨施治，动手便错矣。”

章氏对卫气营血治法的看法，也始终强调“透”。王孟英对此持有不同看法。王氏说：“若伏气温病，自里出表，乃先从血分而后达于气分。故起病之初，往往舌润而无苔垢，但察其脉软而或弦，或微数，口未渴而心烦恶热，即宜投以清解营阴之药。迨邪从气分而化，苔垢渐布，然后再清其气分可也。伏邪重者，初起即舌绛咽干，甚有肢冷脉伏之假象，亟宜大清阴分伏邪，继必厚腻黄浊之苔渐生。此伏邪与新邪先后不同处。更有邪伏深沉，不能一齐外出者，虽治之得法，而苔退舌淡之后，逾一二日舌复干绛，苔复黄燥。正如抽蕉剥茧，层出不穷，不比外感温邪，由卫及气，自营而血也。秋月伏暑证，轻浅者邪伏募原，深沉者亦多如此。苟阅历不多，未必知其曲折乃尔也。”这里王氏所说的，多为伏气温病。而叶氏原文及章氏发挥则多指新感温病，两者自有不同之处，结合起来，方为全面。

本段原文是对卫、气、营、血看法的总结，现以章虚谷的注释为基础，试把卫、气、营、血的症状归纳如下：

邪在卫分：发热微恶寒，为必有之症。其他如头痛、体痛、咳嗽、呕吐、恶心、口渴、倦怠等症，也很多见，无汗或有汗不透，脉多浮数，舌苔多薄白。治宜辛凉解表。

邪在气分：寒去热存，但恶热不恶寒，舌苔多黄，或黄白相兼，或白而干燥，溲赤，口渴等症，治宜轻清化气，如栀、芩、蒌、苇等味。夹湿者，渴不欲饮，或渴喜热饮，舌苔白腻，治宜分消走泄。如见烦渴多汗，脉洪大之症，治宜大清气热，以白虎汤为主。若内结胸中，则见懊侬呕恶，治宜宣透气热，可用栀子豉汤。若热结胃肠，则见胸腹胀满且痛，大便秘结（或协热下利），小溲短涩，谵语潮热之症，治宜苦泄或攻下。邪在气分留恋，并可发生白痦。

邪在营分：舌质红绛为入营之特征。症见烦躁不安，夜甚无寐，斑疹隐现。这一时期，也可能出现舌干而不知渴饮。严重的可热入心包，有神昏谵语，舌謇肢厥等症，治宜清营；热入心包，宜清心开窍；如于乍入营分之时，当用透热转气之法。

邪在血分：舌质深绛或紫暗干枯。外发斑疹，色多紫黑；呕衄便血，或大便色黑易解；在妇人可能经水妄行。治宜凉血解毒。叶氏所论血分之证，多属偏实，性质与营分证相似而病情更重。若在热病后期，发生神倦瘈疭，神昏谵语痉厥，更属热邪深入血分劫烁真阴的证候，治宜育阴潜阳。

# 七 论湿邪

【原文】

且吾吴湿邪害人最广。如面色白者，须要顾其阳气，湿胜则阳微也。法应清凉，然到十分之六七，即不可过于寒凉，恐成功反弃，何以故耶，湿热一去，阳亦衰微也；面色苍者，须要顾其津液，清凉到十分之六七，往往热减身寒者，不可便云虚寒，而投补剂，恐炉烟虽息，灰中有火也，须细察精详，方少少与之，慎不可直率而往也。

【阐释】

江南一带，为卑湿之地。湿邪害人最多，往往随人身之阴阳强弱变化而为病。如面色白者，阳气本有不足，被湿邪所困，湿胜者阳气更微。因湿为阴邪，易伤阳气，治疗上必须照顾阳气，用清凉药到十分之六七，即不可再用，再用则寒凉太过，湿热虽去，阳亦衰微，邪去而正亦伤；面色苍黑之人，本属阴虚火旺，湿从热化，反伤津液，须要照顾津液，用清凉药到十分之六七时，若见热减身寒，不可当他虚寒而投温补之剂，恐怕其"炉烟虽息，灰中有火"。有必要用温补之药时，也须仔细诊察，方可少量用一些，切不可漫然进补。叶氏这些论述，均为经验之谈。医生临证，常需作试探性治疗，而不能盲目从事，既不可一味猛攻，也不能一味进补，应细察正邪双方情况而定。

章虚谷说："六气之邪，有阴阳不同，其伤人也，又随人身之阴阳强弱变化而为病。面白阳虚之人，其体丰者，本多痰湿，若受寒湿之邪，非姜、附、术、苓不能去；若湿热亦必粘滞难解，须通阳气以化湿；若过凉，则湿闭而阳更困矣。面苍阴虚之人，其形瘦者，内火易动，湿从热化，反伤津液，与阳虚者治法正相反也。"可见湿邪为病，既可热化，亦可寒化。湿从寒化者，须顾阳气，"须通阳以化湿"，而不能过用寒凉；湿从热化者，须顾津液，治疗与前者相反，即使热退身凉，也不可妄投温补之剂。正如吴锡璜所说："清凉虑损阳，补剂则助火，病机到此，惟育阴略佐温运透湿，为善后妙法。”

【原文】

又有酒客里湿素盛，外邪入里，里湿为合。在阳旺之躯，胃湿恒多；在阴盛之体，脾湿亦不少。然其化热则一。热病救阴犹易，通阳最难。救阴不在血，而在津与汗；通阳不在温，而在利小便。然较之杂证，则有不同也。

【阐释】

又有酒客一种人，平素里湿很盛（里湿素盛之人，不必限于酒客），外邪入里，往往里湿与之相合，而成湿热之证。而里湿又有胃湿与脾湿的区别：若阳旺的体质，胃湿常多；若阴盛的体质，脾湿也不少。但胃湿脾湿与外邪相结之后，迟早多要化热，则是一样的。热病用救阴之法，还觉容易；用通阳之法最难。救阴之法不在于补血，而在于补充津液与观察汗液之有无多少。这点与内伤杂病治法有所不同。在内伤，补阴与补血颇为一致，如阿胶，说其补阴或补血均可。在温病，则救阴多用石斛、沙参之类，而少用阿胶，救阴与养血出入颇大。有无汗液，皮肤干燥与否，也是衡量津液存亡的重要依据。通阳之法不在于用温药，而在于通利小便。利尿以去湿，湿去则阳气自通。上述救阴与通阳之法，较之杂证，大有区别。《温病条辨》对此更有详细论述，自可参阅。

原文说“通阳最难”，这是为什么呢？陈光淞说：“盖此词专属湿温，热处湿中，湿蕴热外，湿热交混，遂成蒙蔽。斯时不开，则热无出达，开之以温，则又助其热，然通阳之药不远于温。今温药既不可用，故曰通阳最难。”《张聿青医案》治湿温证，见发热虽不盛，但神志昏迷者，多用开达，用药微辛微温，药后每可使神志渐清而发热转显，然后再辨证治疗，其中有不少可取之处、不少成功经验，值得我们研探。

以上两段原文专论湿邪为病。湿为阴邪，伤人阳气，面色白者，阳气素属不足，今为湿邪所困，湿胜则阳气更微，故须顾其阳气，凡用寒凉之药，当适可而止；若面苍火旺之人，则津液素属不足，即使在病之后期也不可骤进温补，以免炉灰复燃，此则不仅湿温如此，一切温病莫不皆然。在湿温后期调理，可如吴锡璜所说育阴之中略佐温运透湿，方为善后妙法。

叶氏原文又说明人之体质各有不同，告诫学者随时省察，辨证施治。并于阳微阴虚二者之外，复举酒客湿盛者以示范例，说明湿邪伤人，多太阴阳明受病，这是因为太阴为湿土之脏，阳明为水谷之海，同气相应。但在阳旺之躯，湿邪即从热化而归阳明；阴盛之体，湿邪留恋太阴，然后化热。所以在湿热蕴蒸时期，须要辨别热多还是湿多，其理就在于此。所谓热病救阴犹易，这是因为救阴之品，不出寒凉，以寒治热，原属正治。所谓通阳最难，在一般热病，无须通阳，但在治疗湿温，有时需用通阳之法。通阳之药，不免于温，以温治温，发生矛盾，所以说通阳最难。然通利小便之法，如刘河间之桂苓甘露饮（茯苓、泽泻、猪苓、白术、肉桂、甘草、滑石、石膏、寒水石），能使湿去热透，而亦不伤于阴，则通阳亦属不难，“通阳不在温而在利小便”一语，委实大有深意。



热病易伤阴，热胜时首先应撤热以存津，如白虎汤。见阳气不足者，用白虎加人参汤。白虎汤清热存津，重在清热，而白虎加人参汤则重在扶助元气。《伤寒论》于汗、吐、下后用白虎汤每加人参，以助受损之元气。如进一步急需益气生津者，当用生脉散，气能化津，气充则津液自生。如见发热不太盛而阴阳俱伤者，附子亦可用。《伤寒论》说：“太阳病，发汗遂漏不止，其人恶风小便难，四肢微急，难以屈伸者，桂枝加附子汤主之。”其中漏汗不止，为阴阳两伤；小便难为阳气不通；四肢微急、难以屈伸为阴液不足。同时有表证存在，故用桂枝汤重解其表，加附子以护其阳气。如续见肢体挛急等，则可用芍药甘草汤。阴阳两伤用附子，旨在阳回阴自复。

热结伤阴，《伤寒论》有急下存阴一法。急下之药，有其伤阴的一面，但当热结一除，津液可保存、可自复。同样，大汗可伤阴，亦可保阴。《伤寒论》治太阳病“不汗出而烦躁者”，即表虽未解而里热已盛者，用大青龙汤，方中用麻、桂大发其汗以撤热外出。如若不然，热郁于里，则必见阴液大伤，可见大青龙汤发汗清热也有保津之义。汗出与否、汗出多少、皮肤润否，又是观察津液是否已回、津液存亡情况的一个依据，所谓“汗出溱溱是谓津”。同时，小便通利与否，既能说明津液情况，又能提示气化程度。如见津液已伤，但小便利者，提示病有转机，阴阳自和则愈。《伤寒论》说：“大下之后，复发汗，小便不利者，亡津液故也。勿治之，得小便利，必自愈。”

上述可见，原文“救阴不在血而在津与汗；通阳不在温，而在利小便”二句，应联系起来看。救阴重在养津与慎发汗，通阳重在利小便，这既有前人的经验在内，更是叶氏的独到之处。

## 八　察　舌

### （一）白苔



【原文】

再舌苔白厚而干燥者，此胃燥气伤也，滋润药中加甘草，令甘守津还之意；舌白而薄者，外感风寒也，当疏散之；若白干薄者，肺津伤也，加麦冬、花露、芦根汁等轻清之品，为上者上之也；若白苔绛底者，湿遏热伏也，当先泄湿透热，防其就干也，勿忧之，再从里透于外，则变润矣。初病舌就干，神不昏者，急加养正透邪之药；若神已昏，此内匮矣，不可救药。

【阐释】

舌苔白厚而干燥，是胃津燥而肺气伤，当用滋养肺胃之药，并加甘草，这是“甘守津还”之意，用甘草以滋养津气来复；舌苔薄白者，为外感风寒，治以疏散风寒；若薄白而干燥，肺津已伤，应加麦冬、银花露，芦根汁等轻清养肺、滋而不腻之品，因肺位在上，故亦须选择上焦轻清之药；若见苔白而底绛者，热已入营，但为湿所遏伏，当先泄其湿以透其热，湿开热透之后，舌苔可能干燥，但不必忧虑其舌干，热既得透，津液自能回复，舌苔自能变润；初病时舌即干，神不昏，平素津液不足，急宜养正，微加透邪之药；若舌干而又见神昏者，此为邪盛正虚（“内匮”之“匮”，即缺乏、空虚之意），病情就很严重了。

章虚谷对叶氏这段内容作了很好的注释：“苔白而厚，本是浊邪，干燥伤津，则浊结不能化，故当先养津而后降浊也。肺位至高，肺液伤，必用轻清之品，方能达肺，若气味厚重而下走，则反无涉矣，故曰上者上之也。湿遏热伏，必先用辛开苦降，以泄其湿，湿开、热透，故防舌干。再用苦辛甘凉，从里而透于外，则胃气化而津液输布，舌即变润，自能作汗，而热邪亦可随汗而解；若初病舌即干，其津气素竭也，急当养正，略佐透邪；若神已昏，则本元败而正不胜邪，不可救矣。”

病初起属肺卫，舌苔多白。若薄白不干，外感风寒，疏散即可；若薄白而干，肺津已伤，宜在疏风药中加入养肺津之药，养肺津药宜择轻清之品，滋而不腻。至于原文所举药物，仅是举举例已，不可拘泥于此。其中银花露、芦根汁轻清生津。而麦冬一味，不免略嫌滋腻。在我看来，改用沙参较妥。以上二证，即是吴坤安《察舌辨证歌》所说：“白而薄润风寒重，温散何妨液不干；燥薄白苔津已少，只宜凉解肺家安”是也。若苔白厚而干燥，为胃津干而肺气伤，胃津干故用滋润药，肺气伤故用甘草。若白苔绛底，此为湿遏热伏，宜先泄其湿，但泄湿之药多燥，故防其舌之干。然湿既得泄，热自然能透。热既得透，则津液得还，津液再从里透于外，舌面又自然回复润泽，所以说勿忧。末一段论舌干之故，章虚谷所谓津气素竭，急当养正，略佐透邪；若舌干而又神昏，诚属邪盛正虚，逆传恶候，但并非即不可救药，石芾南《医原》主张养正透邪之中，加以开闭，可资参考。但失此不治，则内闭外脱而死。

【原文】

又不拘何色，舌上生芒刺者，皆是上焦热极也，当用青布拭冷薄荷水揩之，即去者轻，旋即生者险矣。

【阐释】

舌苔不拘何色，舌生芒刺者，总提示上焦热极，可用青布蘸薄荷水揩拭，芒刺即去者尚轻，旋去旋生者重险。

章虚谷说："生芒刺者，苔必焦黄或黑；无苔者舌必深绛；其苔白或淡黄者，胃无大热，必无芒刺。或舌尖，或两边小赤瘰，是营热郁结，当开泄气分，以通营泄热也。上焦热极者，宜凉膈散主之。"

在论述白苔种种的前后几段原文中，本段原文插述舌生芒刺。其舌生芒刺者，有两种情况：一种舌体上有芒刺，即舌乳头增生，多呈红色，又称为"杨梅舌"。另一种是舌苔厚燥起刺。本节原文有"当用青布拭冷薄荷水揩之"一语，说明指的是后一种情况，因舌体生芒刺是揩不去的。舌苔有芒刺，胃家热极，故章虚谷主张用凉膈散清泄里热为主。原文指出用青布拭冷薄荷水揩之，既是一种局部治疗，也是一种诊断方法。青布由靛蓝染色，靛蓝为大青叶中的一种成分，用青布揩之，取其清解之意。当然这种作用是很微弱的。

【原文】

舌苔不燥，自觉闷极者，属脾湿盛也；或有伤痕血迹者，必问曾经搔挖否？不可以有血便为枯症，仍从湿治可也。再有神情清爽，舌胀大不能出口者，此脾湿胃热，郁极化风而毒延于口也，用大黄磨入当用剂内，则舌胀自消矣。



【阐释】

舌苔不燥，自觉胸闷之极，属脾湿盛；如舌上有伤痕血迹，要问清病人有否搔挖过，不可见到有血便认作病深动血、下焦阴枯之证。既然有湿，仍从湿治是也。之所以问清病人有否搔挖于舌，因舌上有粘腻厚苔，每觉不舒，常欲搔之。凡舌上有粘腻之感的，不外有食、痰、湿、瘀血等邪结在里。这类病人未必见有口渴。《金匮要略》论瘀血病有一条原文云：其胸闷，神清，"但欲漱水不欲咽"。其但欲漱水不欲咽者，与口渴不欲饮是两回事，这在"温病证治"一章中已述，这里不再讲。从对口渴的不同描述中，可见古医籍对病情的叙述是很细致、很严谨的。

病人神志清爽，舌胀大而不能出口，不可认作神昏舌短，这是脾湿胃热郁极，毒邪入口所致，用大黄磨入当用剂内，舌胀大自会消退

(原文中“郁极化风”四字,费解)。

章虚谷指出:“湿盛而脾不健运,浊壅不行,自觉闷极,虽有热邪,其内湿盛而舌苔不燥,当先开泄其湿而后清热,不可投寒凉以闭其湿也。神情清爽而舌胀大,故知其邪在脾胃。若神不清,即属心脾两脏之病矣。邪在脾胃者,唇亦必肿也。”这里可见,治疗温病,也不可乱投寒凉,在特定情况下,寒凉药是禁用或慎用的。

何极之(被编入《温热经纬》的一注家)说:“凡中宫有痰饮水血者,舌多不燥,不可误认为寒也。”何氏强调的这点,确须引起注意。

【原文】

再舌上白苔粘腻,吐出浊厚涎沫,口必甜味也,为脾瘅病,乃湿热气聚与谷气相搏,土有余也,盈满则上泛。当用省头草芳香辛散以逐之则退。若舌上苔如碱者,胃中宿滞挟浊秽郁伏,当急急开泄,否则闭结中焦,不能从募原达出矣。

【阐释】

又有舌上白苔粘腻,并吐浊厚涎沫,口发甜味,这种病称为“脾瘅”,属湿热聚结,与谷气相合,胃家有实,胃家邪盛而上泛,故发甜味,可用佩兰叶芳香以化浊。在内伤杂病,口甜更为多见,多属脾有湿,治之亦可用佩兰一类芳香之品以化湿。

若舌上苔白如碱,这是胃中有宿滞夹浊秽郁伏,当急急开泄,否则中焦闭结,邪气就不能从募原达出了。

章虚谷认为:“其脾瘅而浊泛口甜者,更当视舌本,如红赤者为热,当清凉泄浊;如色淡不红,由脾虚不能摄液而上泛,当健脾以降浊也;苔如碱者,浊结甚,故当急急开泄,恐内闭也。”章氏分析脾瘅种种,若论方药,清凉泄浊,可用黄连温胆汤之类,健脾降浊,可用藿香正气之类;急急开泄,可用达原饮等剂。

【原文】

若舌白如粉而滑,四边色紫绛者,温疫病初入募原,未归胃腑,急急透解,莫待传陷而入为险恶之病。且见此舌者,病必见凶,须要小心。

【阐释】

若舌上白苔如粉而滑，四边色紫绛，这是秽浊极重，邪热为秽浊所闭，但尚在募原，未入归胃腑，犹吴又可所论的“邪在募原”，尚可急急透解，不要让其传里而为险恶之候。但见此舌者，预后多凶，须要小心。

章虚谷指出：“此五疫中之湿疫，吴又可主以达原饮，亦须随证加减，不可执也。”

达原饮的随证加减，一般是随证而加引经药，如兼太阳者，加羌活；兼阳明者，加葛根；兼少阳者，加柴胡；如舌转黄色而燥者，加大黄。这样加减后，称为“三消饮”，消内、消外、消不内外。

本节几段原文，着重辨别种种白苔的证治，包括温病和温疫。白苔一般主表，部分气分证亦可见白苔。《察舌辨证歌》说：“白为肺卫仍兼气。”

白苔主表尚有寒热之分：表寒苔白而润，舌不红赤；表热苔薄白而干，边尖带红。又有夹风夹湿之别：夹风舌苔薄白；夹湿舌苔厚腻。根据原文，归纳起来，重要的白苔有以下几种：



(1) 薄白而润，舌不红赤：外感风寒。

(2) 舌苔薄白，边尖带红：感受温邪，病尚在卫。

(3) 薄白而干：表未解而津已伤。

(4) 白厚而粘腻：温邪夹湿。

(5) 白厚而干：津伤而湿不化。

(6) 白苔绛底：湿遏热伏。

(7) 白苔如碱：胃中宿滞兼秽浊郁伏。

(8) 白苔如粉而滑，四边色紫绛：温疫邪伏募原。

石芾南《重订温热论》对于白苔，补出具体治法方药，录之于下，以供参考：

“初起舌苔白而欠津者，燥热伤肺经也，宜轻清泄热，为其上者上之也，如杏仁、桔梗、牛蒡之类，辛润以解搏束，桑叶、蒌皮之类，轻清以解燥热，佐山栀皮、连翘壳之微苦胜燥，以燥属金，微苦能胜之也。

舌苔白而底绛者，湿遏热伏也，须防其变干，宜辛淡轻清，泄湿透热，不使湿邪遏热为要，如三仁汤蔻仁易蔻皮，稍佐芦根之类以清化之。

初病舌苔白燥而薄，为胃肾阴亏，其神不昏者，宜生地、玄参、麦冬等味以救阴，金银花、知母、芦根、竹叶等味以透邪，尤须加辛润以透达；若神即昏者，加以开闭，如普济丹、宁上丸（此二方药味不详，待考）之类，迟则内闭外脱不治。

舌苔白燥而厚者，调胃承气汤下之，佐以清润养阴之品，如鲜生地、玄参、梨汁、芦根之类。

若舌苔白腻不燥，自觉闷极，属脾湿重，宜加减正气散、三仁汤之类，去杏仁、芦根、滑石，加省头草、神曲，辛淡开化，芳香逐秽。

舌胀大不能出口，属脾湿胃热郁极，毒延于口，前法加生大黄汁利之，舌胀自消。

舌苔白厚粘腻，口甜，吐浊涎沫，为脾瘅，乃脾胃湿热气聚，与谷气相搏，满则上溢，亦宜加减正气散，加省头草、神曲。

舌苔如碱色，或白苔夹一二条黄色，乃宿滞夹秽浊之邪，前法加宣中消滞药，否则恐结闭，不能透出募原。

白苔厚如积粉，四边舌肉紫绛，乃湿土郁蒸之温邪，发为温疫，仿达原饮、三仁汤加减透邪。

苔白不燥，或黄白相兼，或灰白不渴，慎不可投苦泄清下，此湿郁未达，或素多痰饮，虽中脘痞痛，亦不可攻，宜用开泄，如杏、蔻、橘、桔，轻苦微辛以宣通气滞”。

### （二）黄苔

【原文】

再黄苔不甚厚而滑者，热未伤津，犹可清热透表；若虽薄而干者，邪虽去而津受伤也，苦重之药当禁，宜甘寒轻剂可也。

【阐释】

再有黄苔不甚厚而滑，热邪尚在气分，津液也未伤，犹可清热透表；若黄苔虽薄而干者，邪气虽轻，津液已伤，苦寒重药自当禁用，宜用甘寒轻剂，养津退热。若论用方，陈光淞主张“如温病条辨中增液等法可师。”

至于具体治疗，吴坤安指出：“黄苔虽主里，如苔薄而滑者，是热邪尚在气分，津液未亡，不妨用柴、葛、芩、翘，或栀、豉、翘、薄之类，轻清泄热透表，邪亦可外达肌分而解也。”

黄苔证治已见于“里结阳明”的条文，故这里较略，可前后参核。凡表证不解，渐传入里，舌苔也由白而逐渐转黄，至纯黄无白，邪已离表入里，表证必无，所以黄苔一般说主里、主热、主气分。见到黄苔可治以清热，这是一个原则。但要察其有地无地：无地之黄，刮之即去，热而未实，尚可开泄气分，宜杏、蔻、橘、桔之类，使邪从肺分而出；有地之黄，刮之不去，脘痛或胀，方可苦泄，或用小陷胸，或用泻心。又要察黄色之浅深：舌苔虽黄，而未至焦老裂纹起刺，大便虽秘，而未至痞满硬痛，尚属胃家热而未实，宜清不宜攻；必再验其舌形黄厚焦老，中心裂纹，或起刺，腹中硬满腹痛，方可用承气，下之则安。又要察其有津无津：如黄苔不甚厚而滑，津液未伤，不妨透表作汗，亦不妨重用苦寒之药；如津液已伤，苦重之药当禁，邪轻者只宜甘寒轻剂，热结亦须攻下与养阴同用，始为万全，切不可以承气猛攻。

本篇所论黄苔，归纳其重要的有下列几种：

（1）微黄而不甚燥：邪初传里，热而未实。

（2）深黄而浊腻：湿热内蕴。

（3）薄黄而干：热已伤津。

（4）老黄色，黄燥而生黑刺，或中有裂纹、断裂：结热已深。

石芾南《重订温热论》有论黄苔之治法方药一节，录之如下，以备参考：

“舌苔黄浊，胸膈按痛，或自痛，或痞胀，此湿热混合，宜苦降辛通，如蒌、贝、温胆、小陷胸、半夏泻心、黄芩滑石汤之类。然黄要有地之黄，乃可用苦辛重剂；

若浮黄光滑，乃无形湿热，已见虚象，宜蒌、贝、栀、翘之类，微辛微苦，轻清开化，大忌苦辛重剂。

舌苔老黄灰黄如沉香色而有地质，不滑而濇，或中有断纹，或中心厚，此邪已传里，与宿滞相结，脘腹必满必痛，皆当下之。

若未见此样舌苔，恐湿聚太阴为满，寒湿错杂为痛，或湿阻气机为胀，仍当用辛淡温法开化。

若苔黄薄而干，与前薄白而干者同治。”

**（三）绛舌**

**【原文】**

再论其热传营，舌色必绛。绛，深红色也。初传，绛色中兼黄白色，此气分之邪未尽也，泄卫透营，两和可也；纯绛鲜泽者，包络受邪也，宜犀角、鲜生地、连翘、郁金、石菖蒲等。延之数日，或平素心虚有痰，外热一陷，里络就闭，非菖蒲、郁金等所能开，须用牛黄丸、至宝丹之类以开其闭，恐其昏厥为痉也。

**【阐释】**

热传营分，血液被劫，舌色必绛。绛是深红色。初传营分，绛舌上兼黄白之苔，气分之邪未尽，可一面泄卫分（气分）之热，一面透营分之热，用两解之法。如舌见纯绛鲜泽，是由于胃无浊结，故舌上无苔；邪已离卫（气）入营，热在心包而不在胃，宜犀角、鲜生地、连翘、郁金、石菖蒲等清泄心包之热；如病已迁延数日，或病人平素心虚血少（舌色多不鲜赤），或有痰（有舌苔），外热一陷，包络就闭，非菖蒲、郁金等药所能开，须用牛黄丸、至宝丹开其闭，以免进一步发生痉厥。

章虚谷对本段原文的阐述较为精细。他说：“绛者，指舌本也。黄白者，指苔也。舌本通于心脾之气血，心主营，营热故舌绛也。脾胃为中土，邪入胃生苔，如地上生草也。然无病之人，常有微薄苔如草根者，即胃中之生气也；若光滑如镜，则胃无生发之气，如不毛之地，其土枯矣。胃有生气而邪入之，其苔即长厚，如草根之得秽浊而长发也，故可以验病虚实寒热，邪之浅深轻重也。……苔兼白，白属气，故其邪未离气分，可用泄卫透营，仍从表解，勿使内入也。纯绛鲜泽者，言无厚苔，则胃无浊结，而邪已离卫入营，其热在心包也。若平素有痰，必有舌苔，其心虚血少者，舌色多不鲜赤，或淡晦无神，邪陷多危而难治，于此可卜吉凶也。若邪火盛而色赤，宜牛黄丸；虚而色淡晦者，宜至宝丹，以牛黄丸太寒也。”

【原文】

再色绛而舌中心干者，乃心胃火燔，劫烁津液，即黄连、石膏亦可加入。若烦渴烦热，舌心干，四边色红，中心或黄或白者，此非血分也，乃上焦气热烁津，急用凉膈散，散其无形之热，再看其后转变可也，慎勿用血药，以滋腻难散。

【阐释】

舌色红绛而舌心干燥，舌绛主心营之热，舌心为胃之分野，这是心胃两经火盛，劫烁津液，可用黄连清心火，石膏平胃热，加入凉血清营方中。王孟英主张“加黄连、石膏于犀角、生地等药中，以清营热而救胃津，即白虎加生地之例也。”如见烦渴、烦热，舌心干燥，仅四边色红，或中有黄、白苔垢，则提示并非为营血有热，而属上焦气分热炽，燔灼津液所致，可急予凉膈散凉膈泄热以散其无形之热。按法治疗后再根据证候的转化情况而随证治之。我们切不可见其舌色四边发红，即误认为邪热入营而用营血分之药。因血药多较腻滞，病在气分而误用之，反致恋邪不解。

【原文】

其有舌独中心绛干者，此胃热心营受灼也，当于清胃方中加入清心之品，否则延及于尖，为津干火盛也。舌尖独绛干，此心火上炎，用导赤散泻其腑。

【阐释】

还有一种绛舌，是舌心独绛而干，舌边不甚绛，这是胃热，心营受胃热所灼，当以清胃热为主，加入清心之品。否则，绛干部位延及至舌边尖，就成津干火盛，劫烁营血之候了。舌尖单独绛干，这是心火上炎，可用犀角、黄连合导赤散泻小肠以泄心火。

王孟英阐述了上述绛舌的具体治疗方药，他说："舌尖乃心之外候，心胃两清，即白虎加生地、黄连、犀角、竹叶、莲子心也。津干火盛者，再加西洋参、花粉、梨汁、蔗浆可耳。心火上炎者，导赤散入童溲，尤良。"

陈光淞指出："此条与上节色绛而舌中心干者不同。彼者通体皆绛，中心独干；此则通体不绛，惟独中心绛干耳。彼则邪已入营，为气血两燔之候，故宜黄连、石膏，两清心胃；此则胃热灼心，邪热在胃，重在乎胃热，使心营不受胃灼。故于清胃方中加入清心之品，如《温病条辨》加味清宫汤等可耳。"

以上几段原文，辨舌干红、舌干绛的各种证治，极为精细。用之于临床，虽不可能完全对号入座，但这种审察精微的精神是首先应吸取的。

舌干红、干绛者，不但要辨其热之在心在胃，而且要辨其热之在气在血。如：

舌绛而干燥，为火邪劫营，凉血清血为主。

舌绛而中心干，绛为心营之热，中心干为胃火炽盛，合起来看为心胃火盛劫津，故以黄连清心火，石膏平胃热，加入凉血清血方中。

舌心独绛而干，舌心为胃之分野，绛为心营有热，合起来看为心营受胃热所灼，故宜清胃方中加入清心之品，否则延及于尖，即为全舌绛干，火邪劫营之候。

舌尖独绛而干，舌尖是心之外候，故属心火上炎，以导赤散（宜合犀角、黄连同用）泻其腑（心与小肠为表里，即泻小肠之腑）。

若舌心干，四边色红，中心或黄或白者，黄白属邪在气分，红浅于绛，邪未入营，症见烦渴烦热，属气热烁津所致，故当急用凉膈散泻其邪热，泻热即所以存阴。

若用滋腻血药，无益于津液，反资邪热而生痰浊，故以慎勿用为戒。

【原文】

至舌绛望之若干，手扪之原有津液，此津亏湿热熏蒸，将成浊痰蒙蔽心包也；舌色绛而上有粘腻似苔非苔者，中挟秽浊之气，急加芳香逐之，舌绛欲伸出口而抵齿难骤伸者，痰阻舌根，有内风也；舌绛而光亮者，胃阴亡也，急用甘凉濡润之品；若舌绛而干燥者，火邪劫营，凉血清火为要；舌绛而有碎点，白黄者，当生疳也；大红点者，热毒乘心也，用黄连、金汁；其有虽绛而不鲜，干枯而萎者，肾阴涸也，急以阿胶、鸡子黄、地黄、天冬等救之，缓则恐涸极而无救也。

【阐释】

至于舌绛，一望好像干燥，用手扪之却有津液，这是平素津亏，湿热熏蒸，将成痰浊蒙蔽心包之象。

舌色绛，上有粘腻，似苔非苔，这是营热夹秽浊之气（验之临床，这种舌象多见于病后口腔有真菌生长的患者），急予清营药中加入芳香逐秽之品。

舌绛难伸出口，抵齿为止，是痰阻舌根，内风已动。

舌绛而色光亮，胃阴亡，急用甘凉之品濡润胃阴。



若见舌绛而干燥，是火热之邪深入营血，劫烁营阴，治当以凉血清火为主。

舌绛而有黄白碎点，将生舌疳；舌上有大红点，属热毒乘心，上二者均可用黄连、金汁为主治疗。

如舌绛而色不鲜，干枯而痿软，这是肾阴涸竭，急以阿胶、鸡子黄、地黄、天冬等药以救肾阴，缓则防其阴涸达到极点，就将无法救治。

陈光淞把下文将要论及的“紫而干晦”舌与这里的“绛而不鲜，干枯而痿”舌作比较后认为：前者为肾肝色泛，难治；此者为肾阴欲涸，尚可急救。绛与紫的区别即在于此。“失此不治，肾阴涸竭，即为肾肝色泛矣。”

章虚谷对舌短难伸出口一症提出了鉴别，认为：“痰阻舌根，由内风上逆之故，则开降中又当加辛凉咸润以熄内风也。脾肾之脉皆连舌本，亦有脾肾气败，而舌短不能伸者，其形貌面色，亦必枯瘁，多为死证，不独风痰所阻之故也。”章氏这里提出的由脾肾气败而致舌短不能伸者，更多见于杂病。

总而言之，绛舌为温邪入营之特征。绛舌兼有黄白之苔，为气分之邪未尽；兼有浊苔，为有湿痰；纯绛无苔，为热入心包；绛而干燥，为津液被劫，进一步则见伤胃阴，甚至伤肾阴。

本篇所论，略取大意，可归纳为以下几种较常见的绛舌：

(1) 绛舌而兼黄白之苔：热初入营而气分邪未解。

(2) 纯绛鲜泽：热入心包。

(3) 绛舌上有浊苔，望之若干，扪之不干：浊痰蒙蔽心包。

(4) 绛舌上有粘腻，似苔非苔：中夹秽浊之气。

(5) 绛而干燥：火邪劫营。

(6) 绛而光亮：胃阴亡。

(7) 绛而不鲜，干枯而痿：肾阴涸。

(8) 绛舌中心干：心胃火播，劫烁津液。

(9) 舌尖单独绛干：心火上炎。

(10) 绛舌上有黄白碎点：生疳。

(11) 绛舌上有大红点：热毒乘心。

原文中另有"舌心独绛而干者……"，这里未曾将其归纳进去，是因舌边无绛而"舌心独绛"在临床上是不大可能见到的。舌色转绛，一般从舌边开始。

石芾南《重订温热论》有论绛舌一节，录之如下，以备参考：

"热邪传营，舌色必绛而无苔，其有舌绛而兼黄白苔者，及似苔非苔者，此气分遏郁之热烁津，非血分也。宜用前辛润达邪，轻清泄热法。最忌苦寒冰伏，阴柔滋腻，致气分之邪，遏伏内陷，反成纯绛无苔。其有不因冰伏，而舌纯绛鲜泽神昏者，乃邪传包络，宜犀角、鲜地黄、银、翘、郁金、鲜石菖蒲、竹沥、姜汁等味，清化之中，佐辛润开闭。

若其人平素多痰，外热一陷，里络即闭，须兼用宁上丸、普济丹之类，迟恐闭极昏厥。舌绛望之若干，扪之有津，此平昔津亏，湿热熏蒸浊痰，蒙蔽心包，宜轻清泄热，佐宁上丸开之。舌色紫暗，扪之湿，乃其人胸膈中素有宿瘀，与热相搏，宜鲜地黄、犀角、丹皮、丹参、赤芍、郁金、天花粉、桃仁、藕汁等味，凉血化瘀，否则瘀热为伍，阻遏机窍，遂变加狂发狂之症。

舌紫而肿大，乃酒毒冲心，前法加生大黄汁利之。舌绛欲伸出口，而抵齿难骤伸者，此痰阻舌根，肝风内动，宜于清化剂中，加竹沥、姜汁、胆星、川贝等味，以化痰热，切勿滋腻遏伏火邪。舌绛而燥，邪火伤营也，宜犀角鲜地黄汤。其有因寒凉阴柔遏伏者，往往愈清愈燥，愈滋愈干，又宜甘平、甘润，佐以辛润透邪，其津乃回。

若舌有碎点黄白者，欲生疳也。舌与满口生白衣如霉苔，或生糜点，谓口糜，因其人胃肾阴虚，中无砥柱，湿热用事，混合蒸腾，症多难治，酌用导赤合犀角地黄之类救之。舌生大红点者，热毒乘心也，导赤、犀角加黄连、金汁治之，或稍加生大黄汁利之。舌心绛干，乃胃热上烁心营，宜清心胃；舌尖绛干，乃心火上炎，宜导赤以泻其腑。舌绛而光亮，绛而不鲜，甚至干晦枯痿者，或淡而无色如猪腰样者，此胃肝肾阴涸极而舌无神气者也，急宜加减炙甘草汤加沙参、玉竹、鸡子黄、生龟甲等味，甘平濡润以救之。”



**（四）紫舌**

**【原文】**

再有热传营血，其人素有瘀伤宿血在胸膈中，挟热而搏，其舌色必紫而暗，扪之湿，当加入散血之品，如琥珀、丹参、桃仁、丹皮等。不尔瘀血与热为伍，阻遏正气，遂变如狂发狂之症。若紫而肿大者，乃酒毒冲心，紫而干晦者，肾肝色泛也，难治。

**【阐释】**

再有热传营血之后，如病人胸膈中素有瘀血，舌色必见紫晦，扪之潮湿，当在清营之中加入散血之品，如琥珀、丹参、桃仁、丹皮等，否则瘀血与热相搏，阻遏正气，就会变化成如狂发狂之症；如紫而舌肿大，这是酒毒冲心；如紫舌干而晦暗，这是肾肝之色上泛于舌，难治也。

章虚谷对本段原文作注说：“舌紫而暗，暗即晦也，扪之潮湿不干，故为瘀血；其晦而干者，精血已枯，邪热乘之，故为难治。肾色黑，肝色青，青黑相合而现于舌，变成紫晦，故曰肾肝色泛也。酒毒冲心，急加黄连清之。”

紫舌较之绛舌更进一步，热毒更重，故有绛主营而紫主血之分。“紫而干晦者，肾肝色泛也，难治”，比前节“绛而不鲜，干枯而痿者，此肾阴涸也”更为危重。前者尚可急用阿胶、鸡子黄等救之。见紫舌者，以夹瘀血为多。

所谓“肾肝色泛”，即谓肾肝败色上泛。《内经》有“真脏色见于面”之说，另有“真脏脉”之谓，叶氏本段所论，可谓“真脏色现于舌”之诠释。

**（五）淡红舌**

【原文】

舌淡红无色者，或干而色不荣者，当是胃津伤而气无化液也，当用炙甘草汤，不可用寒凉药。

【阐释】

这里所说的淡红舌，指比正常舌色为淡的舌象，即舌淡。目前多把正常舌写成淡红舌，另当别论。在我看来，正常舌称舌正为妥。

舌如淡红，甚至看不到红色，或舌色干而鲜，这是胃津耗伤，气虚不能化生津液，当用炙甘草汤气液双补，不可用寒凉之药。

陈光淞指出：“按此条证治，系属邪退而气血两亏之候，并凉药不可用，不仅禁苦寒药，故宜用复脉汤，不避姜桂之辛温。若邪未尽，则《温病条辨》有加减复脉之法，不宜径用姜桂也。”

舌淡红无色，用炙甘草汤治疗，理所当然。舌“干而色不荣者”，也有炙甘草汤，这是叶氏的高明之处。炙甘草汤阴阳并用，气液并进。其方虽主要为补阴、化液，但须知无阳则阴无所得生，无气则液无所得化。《金匮要略心典》说得好：炙甘草汤用“人参、桂枝、甘草、生姜行身之阳；胶、麦、麻、地行身之阴。盖欲使阳得复行阴中而脉自复也。后人只喜用胶、地等，而畏姜、桂，岂知阴凝燥气，非阳不能化耶。”仲景制炙甘草汤地黄用一斤，大枣用三十枚，可见方中阴药用量较大。故在我认为，用炙甘草汤而不用方中阳药是错误的，但方中阳药用之过重也是欠妥的。另外，炙甘草汤中的麻仁一药，值得研究。柯韵伯认为麻仁改为枣仁，乍看似乎有道理，其实是似是而非。麻仁有补心的作用，且有人认为麻仁在这里用于滑利脉道，经现代药理分析，证实其不无道理。这是古代医家可贵的经验。

**（六）黑苔**

【原文】

若舌无苔而有如烟煤隐隐者，不渴肢寒，知挟阴病。如口渴烦热，平时胃燥舌也，不可攻之。若燥者，甘寒益胃；若润者，甘温扶中。此何故？外露而里无也。

【阐释】

舌上没有苔，而有像烟煤样隐隐一层黑色，且兼不渴肢寒之象的，多属中阳不振，阴邪内盛所致，故说，“知挟阴病”，如症见口渴烦热，而舌上又干燥，这是平时胃燥，津液不足，不可攻下，宜甘寒养胃津；如口不渴，四肢寒，舌上又润，是阴寒之证，宜甘温扶中。为什么会这样？这是外露黑苔热象，而里无实热之故。



章虚谷指出：“凡黑色之苔，大有虚实寒热不同。……若黄白之苔，因食酸味，其色必黑，尤当问之。其润而不燥，或无苔如烟煤者，正是肾寒来乘心火，其阳虚极矣。若黑而燥裂者，火极而变水色，如焚木成炭而黑也。虚实不辨，死生反掌耳。”章氏之意是说，凡见黑苔，应辨其虚实阴阳：苔黑润而不燥者，为阳虚肾寒；苔黑而燥裂者，是阴虚火极。

【原文】

若黑苔而滑者，水来克火，为阴证，当温之。若见短缩，此肾气竭也，为难治；欲救之，加人参、五味子勉希万一。舌黑而干者，津枯火炽，急急泻南补北。若燥而中心厚者，土燥水竭，急以咸苦下之。

【阐释】

舌苔黑而滑润，质不红赤，黑为水色，舌乃心苗属火，今见黑苔，是水来克火之象，为阴证，当温之；若兼见舌体短缩，肾脉挟舌本，今见短缩，故为肾气已竭，为难治之证，惟加人参、五味子，或可救其万一。舌苔黑而干燥，为津液枯而邪热炽，急泻南方之火，补北方之水（即泻其心火而补其肾水，如用黄连阿胶汤）；若舌苔黑燥而中心厚，是胃土干燥，津液枯竭，急用芒硝（咸）、大黄（苦）下之以存阴。

章虚谷对本段原文解释得较为具体。他说："黑苔而虚寒者，非桂附不可治，佐以调补气血，随宜而施；苔黑燥无苔，胃无浊邪，故当泻南方之火，补北方之水，仲景黄连阿胶汤主之；黑燥而中心厚者，胃浊邪热干结也，宜用硝黄咸苦下之矣。"

茅雨人另有经验，他说："凡起病发热胸闷，遍舌黑色而润，外无险恶情状，此胸膈素有伏痰也，不必张惶。止用薤白、瓜蒌、桂枝、半夏一剂，黑苔即退。或不用桂枝，即枳壳、桔梗亦效。"

上段原文讲舌无苔而有如烟煤隐隐者，"不可攻之……宜甘寒益胃"与这里所论若黑燥而中心厚者，"土燥水竭，急以咸苦下之"，语意相对。

总结本节内容，黑苔应辨寒热虚实，但实热多而虚寒少。一般说来，黑苔焦燥者属热，其舌质亦多绛紫；黑润者属寒，其舌质亦不绛紫。但属热之中，也有津枯与邪实之不同：津枯者苔不甚厚，干燥不甚，口渴不剧，其舌质却甚赤，或枯而少神，腹无满痛之象；邪实者，黑苔厚而焦燥，便秘而腹满痛。这是主要的区别之处。

历来论辨舌之书，要数叶氏《温热论》最切实用。其他有论辨舌内容的书，或过于简略，或过于繁杂。认真探究叶氏辨舌的内容，对丰富中医诊断学、治疗学将是很有意义的。

## 九　验　齿

【原文】

再温热病，看舌之后，亦须验齿。齿为骨之余，龈为胃之络，热邪不燥胃津，必耗肾液，且二经之血，皆走其地。病深动血，结瓣于上，阳血者，色必紫，紫如干漆；阴血者，色必黄，黄如酱瓣。阳血若见，安胃为主；阴血若见，救肾为要。然豆瓣色者多险，若证还不逆者尚可治，否则难治矣。何以故耶？盖阴下竭、阳上厥也。

【阐释】

再温热病的诊断，看舌之后，还应验齿。齿为骨之余（肾主骨，齿为骨之余），龈为胃（包括大肠）之络。温热之病，不是劫烁胃津，便是耗伤肾液，所以验齿很有诊断意义。肾与阳明二经之血，都走过齿龈部位。所以病深动血之时，往往在齿龈上结有血瓣。其颜色紫如干漆的是阳血，颜色黄如酱瓣的是阴血。阳血属阳明，见到阳血治以安胃为主；阴血是少阴肾血，见到阴血当治以救肾为要。但见到豆瓣色的多险恶。如没有其他逆症，尚可救治，否则难治。这是为什么呢？因阴精下竭，孤阳上逆的缘故。目前临床上流行性出血热、白血病感染及其他传染病高热时不愈的，均可见到齿龈结有血瓣的情况。



章虚谷对本段原文作如下解释："肾主骨，齿为骨之余，故齿浮龈不肿者为肾火，水亏也。胃脉络于上龈，大肠脉络于下龈，皆属阳明，故牙龈肿痛为阳明之火。或湿遏其火也。若邪热入里，则必连及大肠，血循经络而行，邪热动血而上结于龈。紫者为阳明之血，阳明之热可清可泻；黄者为少阴之血，少阴血伤为下竭，其阳邪上亢而气厥逆，故为难治也。"

本节上半段是讲诊病应验齿的道理，下半段是讲牙龈出血的病机与辨治。

齿龈结瓣多见于病深动血之时，不同于初病之齿缝流血。原文指出"病深动血"，说明邪热已深入血分，耗血动血。所以不论是阳血还是阴血，都是对"病深动血"的辨析，这里务必注意。章虚谷释阳血为阳明之热，可清可泻，似欠斟酌。须知原文所说的"安胃"，并不等于清胃，更不同于泻胃。安胃与清胃、泻胃，其意义大有虚实之别。至于安胃之法，在我看来，应不出甘凉濡润范围。宋佑甫《南病别鉴》主张鲜地、藿斛。石膏、知母同用，尚为近理。阴血若见，章虚谷释为"少阴血伤为下竭，其阳邪上亢而气厥逆"，"厥"字作气逆解，不能说他错。但不若以阴精下竭，孤阳上逆来释原文，更为直截。至其治法，宋佑甫主张用生地、阿胶，可作参考。

【原文】

齿若光燥如石者，胃热甚也，若无汗恶寒，卫偏胜也，辛凉泄卫，透汗为要。若如枯骨色者，肾液枯也，为难治。若上半截润，水不上承，心火上炎也，急急清心救水，俟枯处转润为妥。

【阐释】

齿光燥如石，表示胃热颇盛，倘证见无汗恶寒，这是表证不解，内热无从表散，形成卫气偏胜的局面，可用辛凉泄卫透汗之法，内热即从表散。齿干燥如枯骨色，肾液枯干，当属难治。若上半截润，下半截燥，这是肾水不能承制心火，而使心火上炎的表现(牙齿的上、下半截怎样分呢？这里有个标准，齿与牙龈相连之处为下半截，牙龈至牙端为上半截)。治疗当急清心火救肾水，使其干枯之处转润为妥。陈光淞对原文中"卫偏胜"提出如下看法："所谓卫气偏胜，邪热熏蒸胃热所致，非胃津干也，故辛凉泄卫为治。若胃津干，又当甘寒濡润矣。宜辨之。"验齿以诊病，主要看其门牙。其齿虽干而尚有光泽者，提示热虽盛而津液未竭。如齿色如枯骨，说明肾液已败，病情危重。故验齿之有无光泽，实可断其有无生机矣。当然，如见齿色如枯骨者，未必全是不可救药，"难治"不等于"不治"。吴锡璜说："按自如枯骨，大剂养肝肾之阴亦有愈者。"现在的医疗条件非昔日可比，对此更可救治。

【原文】

若齿垢如灰糕样者，胃气无权，津亡而湿浊用事，多死。初病齿缝流清血，痛者，胃火冲激也；不痛者，龙火内燔也。齿焦无垢者，死；齿焦有垢者，肾热胃劫也，当微下之，或玉女煎清胃救肾可也。

【阐释】

齿垢如灰糕样，这是胃气衰竭，不能生化津液，惟有湿浊用事，故见此样，多属死候。病初之时齿缝流清血，如痛的，这是胃火冲激齿龈；如不痛的，这是肾中龙雷之火上炎。齿焦无垢，为肾水枯，胃液竭，每为死证。齿焦有垢，肾火劫烁胃中津液，当用微下之法，或用玉女煎，一面清胃热，一面救肾水。

陈光淞指出："察齿垢以定生死，看湿温之能事毕矣。"能以察析齿垢来测定生死，则诊治湿温之病的本事也算到家了，可见察齿垢同样是诊病的一种方法。然是一种较难掌握的方法，今天人们普遍重视口腔卫生，叶氏有关察齿垢以诊病的理论未必全能适应今天的临床，然其中的辨证施治精神是可取的。

【原文】

若咬牙啮齿者，湿热化风，痉病；但咬牙者，胃热气走其络也，若咬牙而脉证皆衰者，胃虚无谷以内荣，亦咬牙也。此何以故耶？虚则喜实也。舌本不缩而硬，而牙关咬定难开者，此非风痰阻络，即欲作痉证。用酸物擦之即开，木来泄土故也。

【阐释】



如果咬牙啮齿同时并见，为湿热化风，已成痉病。如仅见咬牙而不啮齿，则是胃热之气走窜经络之故，但临床还须结合脉证辨别。如咬牙而脉虚证衰，则又并非胃热所致，而为胃气不足，缺乏谷气营养筋脉所致。本证病机本属中虚，然虚而反见咬牙之实象，所以谓之"虚则喜实"。此外有舌根虽不短缩，但见舌硬牙关咬定难开的，不是风痰阻络，便是欲作痉证。对咬牙一症，可采取局部处理措施，通常用乌梅肉擦齿龈，往往可使牙关得开，即叶氏所谓"木来泄土"。这是由于酸味走筋，属肝木，能开泄胃土牙龈之处的缘故。

章虚谷在注释本段原文时指出：咬牙而舌硬之症，亦有"伤阴而挟虚者"，这对叶氏原文内容是一补充，可资参考。

综合验齿的有关条文，可知齿为肾之余，龈为胃之络，温热之邪，不燥胃津，必耗肾液。验齿对温病的诊断，其重要意义在于观察肾液与胃津的存亡。

验齿是验齿燥、齿垢、齿血、结瓣及咬牙啮齿五个方面。分别归纳如下：

1. 齿燥:看齿燥主要看门齿。

(1) 光燥如石:燥而有光,胃热虽盛,肾液未竭;若齿虽光燥见无汗恶寒,则是由于表气不通而阳气内郁,形成"卫气偏胜"的局面。

(2) 齿如枯骨色:肾液已枯,为难治。

2. 齿垢:齿垢由肾热蒸腾胃中浊气所结。

(1) 齿垢如灰糕样:胃气无权化津,惟有湿浊用事,故其色如灰糕样,多死。

(2) 齿焦无垢:肾气胃液俱竭,死。

(3) 齿焦有垢:有垢则气液未竭,治法或清其胃热,或清胃滋肾,双方兼顾。

3. 齿血:齿缝流血,见于初病之时。

(1) 齿缝流清血,兼有齿痛:胃火冲激。

(2) 齿缝流清血,齿不痛:肾火上炎。

4. 结瓣:指齿根结着血瓣,多见于病深动血之时。

(1) 紫如干漆:结瓣色紫如干漆,为阳明胃血,安胃为主。

(2) 黄如酱瓣:结瓣黄如酱瓣,为少阴肾血,救肾阴为要。

5. 咬牙啮齿

(1) 咬牙啮齿并见:湿热化风,已成痉病。

(2) 但咬牙而不啮齿:胃热之气走窜经络。如兼见脉证皆衰者,为胃虚无谷以内荣。

(3) 牙关咬定难开而兼舌硬:非风痰阻络,即欲作痉证。

## 十 辨斑疹

【原文】

凡斑疹初见,须用纸拈照看胸背两胁,点大而在皮肤之上者为斑;或云头隐隐,或琐碎小粒者为疹。又宜见而不宜多见。按方书谓斑色红者属胃热,紫者热极,黑者胃烂,然亦必看外症所合,方可断之。

【阐释】

斑疹开始出现的部位，多在胸背部及两胁部，点子较大而铺于皮肤之上的是斑（紫癜是典型的斑）。像云头隐隐然，或细小碎粒的是疹。斑疹宜见，但又不宜多见。“又宜见而不宜多见”一语，是本节的重点。该发斑疹的疾病而不见斑疹，说明邪无外达之机；若见之过多，则又提示邪盛病重。故宜见而不宜多见。古代方书上说，斑色红者属胃热；紫者为热极；黑者为胃烂（《千金方》中已提及“胃烂”）。然而还要参核外证，方可做出诊断。

章虚谷对斑疹宜见而不宜多见解释道：“不见则邪闭，故宜见；多见则邪重，故不宜也。”

【原文】

然而春夏之间，湿病俱发斑疹为甚，且其色要辨。如淡红色，四肢清，口不甚渴，脉不洪数，非虚斑即阴斑。或胸微见数点，面赤足冷，或下利清谷，此阴盛格阳。以上而见，当温之。



【阐释】

春夏之间的湿病，以发斑疹为甚。但斑疹的色泽，也要分辨。如淡红色，四肢微冷，口不甚渴，脉不洪数，这不是气血虚损之斑，便是阴寒内盛之斑。或者胸部隐约见到几点，再加面红足冷，下利清谷，这便是阴斑的阴盛格阳之证。这些症状与一般实火大不相同，治疗当用温药。

章虚谷指出：“此专论斑疹不独瘟疫而有，且有虚实之迥别也。然火不郁不成斑疹，若虚火，力弱而色淡，四肢清者，微冷也，口不甚渴，脉不洪数，其非实火可征矣，故名虚斑。若面赤足冷，下利清谷，此阴寒盛，格拒其阳在外，内真寒，外假热，郁而成斑，故直名为阴斑也。……须桂附引火归元，误投凉药即死；若实火误补亦死。最当详辨也。”

陈光淞说：“按章氏实火误补亦死之语，足补此篇之阙。盖毒火挟浊秽郁伏之证，欲透不透，往往胸见微点，面赤足冷，但大便秘结，或协热自利，臭秽腥浊，斯时须下其秽浊。秽浊得下，毒火自透，斑疹自出。若用温补，未有不闭郁喘闷而死者。医者不明，反以为陷，岂知陷与闭不同。陷者正虚邪毒内遏，其人必神志衰微，语言默默；闭因邪火郁伏，重重锢蔽，其人必妄语烦躁，气粗郁闷。故此证之辨，在下利清谷四字，而清谷非完谷不化之谓，要须澄澈清冷耳。否则虽见诸证，不得便作阴盛格阳治也。”

关于斑疹，叶氏所说的“宜见而不宜多见”，章氏所说的“若实火误补亦死”，以及陈氏提出的“陷与闭不同”的辨别，都是卓有见地的经验之谈。

【原文】

若斑色紫，小点者，心包热也；点大而紫，胃中热也。黑斑而光亮者，热胜毒盛，虽属不治，若其人气血充者，或依法治之，尚可救；若黑而晦者必死。若黑而隐隐，四旁赤色，火郁内伏，大用清凉透发，间有转红成可救者。若挟斑带疹，皆是邪之不一，各随其部而泄。然斑属血者恒多，疹属气者不少。斑疹皆是邪气外露之象，发出宜神情清爽，为外解里和之意；如斑疹出而昏者，正不胜邪，内陷为患，或胃津内涸之故。

【阐释】

如斑疹色紫点小，这是心包有热，心包与血络有联系，所以从血络发出疹子；色紫点大，这是胃中有热，胃主肌肉，所以从肌肉发出为斑。黑斑色光亮者，热极毒盛，虽属不治之症，如病人体质气血充实，尚可依法救治；如黑而色晦暗，则属元气已败，必死。黑而四旁隐隐然有赤色，气血尚活，用火剂清凉透发之药，也有转成红色，得以救治的。又有夹斑带疹，这是在内之邪热不止一处：心包有热，胃中也有热。前者出于血络为疹，后者发于肌肉为斑。各随其内脏所属部位而发泄。总的来说，发斑属于血热的为多，发疹属于气热的亦复不少，但斑疹发出是邪热外透之象。发出之后，理应神清气爽，才是里解外和。如果斑疹发出后神志反昏者，这是正不胜邪，邪毒内陷，或由于邪毒太盛，胃津涸竭，水不济火的原因。

对于斑疹出后神昏而见津液内涸之候的治疗，宋佑甫指出："昏而声音洪厉，力气尚强，舌干黑无苔，用大剂滋养，鸡子黄、生地黄、阿胶之类，或可救之。苔黑而中心燥者，救阴中加咸苦下之（如大黄、芒硝之类——引者注），亦可救之。"

总的来说，斑疹之发，多由营分郁热。在斑疹发出之前，往往胸闷烦躁，神情瞀乱。当发斑疹而不见则邪无出路，故"宜见"。但发而过密过多，则是邪重，症情也多凶险，故又"不宜多见"。斑疹发出，即是邪气外露之象，一般情况应该热减神爽。若斑疹出后，热不退，神反昏，有两种情况：一种是正不胜邪，邪气内陷，斑疹亦即隐没，虽用扶正开泄之法，如人参与至宝丹同用，但能够挽救的并不多；一种是胃津内涸，水不济火，烦躁不安，斑色亦多紫黑，气血两燔，法当两清气血，或可救之。

斑疹的鉴别，另可归纳为三点：一是辨色泽，如见红色，病情尚轻；紫色，病情较重；黑色，病情更为深重；若见淡红色，提示正虚。斑疹无论何色，红润则为顺，暗晦则为逆。二是辨松紧，斑疹浮于表面为松，提示病情尚轻，为吉；斑疹"紧束有根，如履透针，如矢贯的，此毒之有根锢结者"（见《疫病篇》），说明病情较重，为凶。三是辨陷与闭，斑疹发而复陷，提示正气虚弱，治之重在扶正；斑疹欲透不透，病人烦闷，多为邪盛郁遏，治之重在开闭，用清火、透发或通下之法。当然，斑疹正常透发之时，切不可用通下之法，以防斑疹内陷。而在病邪深重，大便不通，以致斑疹闭遏之时，可用通下之法，可使里气通而斑疹自然发出。可见古时医家对于斑疹可下与否的争论，虽有必要，但也各有偏执的地方。

## 十一　辨白痦

【原文】

再有一种白痦，小粒如水晶色者，此湿热伤肺，邪虽出而气液枯也，必得甘药补之。或未至久延，伤及气液，乃湿郁卫分，汗出不彻之故，当理气分之邪。或白如枯骨者多凶，为气液竭也。

【阐释】

再有一种小粒如水晶色的疹子，叫白痦，这是湿热之邪郁蒸气分所致。所谓“湿热伤肺”，是指湿热之邪郁阻皮毛，因其肺主皮毛，故曰伤肺，亦或指肺阴受伤。“伤肺”者，未必指肺气失宣而一定有咳喘等见证。发出白痦，邪气虽得开泄，但要防其伤及气液，应该考虑用甘平清养之药来补益气液。应指出的是，防其“邪虽出而气液枯”的白痦，是中、后期的白痦。如病程未久，伤及气液而出白痦，这是湿郁气分，汗出不彻之故，仍当化湿清热，理其气分之邪（可仿《温病条辨》中的苡仁竹叶散）。白痦之色应该晶莹明润，如白似枯骨，这是气液已竭，多为死证。

王孟英说：“湿热之邪，郁于气分，失下轻清开泄，幸不传他经，而从卫分发白痦者，治当清其气分之余邪。邪若久郁，虽化白痦而气液随之以泄，故宜甘濡以补之。苟色白如枯骨者，虽补以甘药，亦恐不及也。”



汪谢城结合自己的经验指出：“白痦前人未尝细论，此条之功不小。白如枯骨，余曾见之，非惟不能救，并不及救。故俗医一见白痦，辄以危言恐吓病家。其实白如水晶色者，绝无紧要，吾见甚多。然不知甘濡之法，反投苦燥升提，则不枯者亦枯矣。”这里指出了见到白如水晶色的白痦，不必大惊小怪，不必小题大做，只须略用甘濡之品即可。

对于白痦的治疗用药，陈光淞指出：“此湿热流连气分日久，失于开泄，始发此种白痦，所以为邪虽出而气液枯，必得甘平清肺养阴之药，如沙参、麦冬、生地等类，不可误用甘温也。”湿郁卫分汗出不彻之白痦，“此为湿热病中之轻证，治以芦根、滑石之流可也”。枯白如骨之白痦，“多见于误治日久临危之际”。

白痦一证，在湿温经过中常见。发出白痦是湿热外透之象。白痦发出之前，每见胸闷不舒。发出之后，则多可闷除神爽。治热病有经验的中医，如见病人气闷异常，即便注意其是否有白痦发出。在临床上往往见出一身汗，发一身白痦，反复几次，热度递减。故当因势利导化湿清热，理其气分之邪助其透达为主。但发出次数太多，须防其伤及气液，又当注意用甘平之药清养气液，如陈光淞所举的沙参、麦冬、生地等药。所谓甘药补之，不是说以甘温之药补之，而是用苡仁竹叶散(《温病条辨》方)、五叶芦根汤(薛生白方)之类为宜。五叶芦根汤由藿香叶、佩兰叶、薄荷叶、荷叶、枇杷叶、冬瓜仁及芦根组成，有的版本另有鲜稻叶一味。本方用于湿热流连气分，气液偏虚者，颇为合拍。

至于白痦白如枯骨，表示气液已竭，多见于重危病人，预后多不良。

## 十二 论妇人温病



【原文】

再妇人病温与男子同，但多胎前产后，以及经水适来适断。大凡胎前病，古人皆以四物加减用之，谓护胎为要，恐来害妊，如热极用井底泥，蓝布浸冷，复盖腹上等，皆是保护之意，但亦要看其邪之可解处。如血腻之药不灵，又当省察，不可认板法。然须步步保护胎元，恐损正邪陷也。

【阐释】

妇人患温病，证治与男子无大差别，所不同是胎前、产后以及经水适来适断之时情况有所两样。大凡胎前病温。古人多用四物汤(当归、芍药、川芎、地黄)加减治疗，是忧虑邪气伤害妊娠，如热极者，用井底泥及蓝布浸冷水覆盖腹上等办法，都是保胎之意，以免邪热碍胎。然而必须指出，保护胎元仅是治疗过程中应注意的一个环节，而具体立法用药，又必须结合整个证情全面考虑，即叶氏所说的“然亦须看其邪之可解而用之”。如看来不宜用血腻之药，就不可一成不变地认为血药可保胎。仍宜步步保护胎元，防其损伤正气，致使邪气内陷碍胎。

章虚谷说："保护胎元者，勿使邪热入内伤胎也。如邪犹在表分，当从开达外解，倘执用四物之说，则反引邪入内，轻病变重矣。故必审其邪之浅深而治为至要也。若邪热逼胎，急清内热为主。如外用泥布等复盖，恐攻热内走，反之胎碍，更当详审，勿轻用之。总之，清热解邪，勿使伤动其胎，即为保护。若助气和气以达邪犹可酌用。其补血腻药，恐反遏其邪也。……故要在辨证明晰，用法得当，非区区四物所能保胎者也。"

本节论妇人胎前病温治法之原则，以保护胎元为主。邪犹在表者得以外解，里热亢盛者得以清泄，以免邪热伤胎，都能间接地起到保护胎元的作用。章氏注释，很为透彻。但如因病而需用硝、黄之类攻下时，须格外谨慎，不可猛浪从事。

本节论胎前，下节论产后。

【原文】

至于产后之法，按方书谓慎用苦寒，恐伤其已亡之阴也。然亦要辨其邪能从上中解者，稍从证用之，亦无妨也。不过勿犯下焦，且属虚体，当如虚怯人病邪而治。总之无犯实实虚虚之禁，况产后当气血沸腾之候，最多空窦，邪势必乘虚内陷，虚处受邪，为难治也。

【阐释】

由于产后多有阴血亏损，所以一般应慎用苦寒之药，以免耗伤已亡之阴，历代医家有"胎前宜清，产后宜温"之说。这是指一般的产后调理常法而言的，不可看作是绝对规律。只要辨清其邪能从上焦中焦而解，则必要用苦寒之药时，酌量从症而用，亦属无妨。不过应注意到勿使下焦肝肾阴血受损。且产后多属虚体，当与虚怯之人患病后的治法相同。这是因为产后气血沸腾，百脉空虚，邪气很可能乘虚而入，那就难治了。

徐灵胎对于产后是否可用苦寒之药，持有独特见解。他说："产后虚脱，孤阳独旺，虽石膏、犀角，对证亦不禁用。而世之庸医，误信产后宜温之说，不论病证，皆以辛热之药，伐其阴而益其火，无不立毙，我见甚多。惟叶案中绝无此弊。”

吴鞠通则对产后治温用药问题另有看法。吴氏指出：“产后温症，固云治上不犯中，然药反不可过轻，须用多备少服法，中病即已。所谓无粮之师，利于速战。若畏产后虚怯，用药过轻，延至三四日后，反不能胜药矣。”

本节论产后病温之治法。产后用药，历代医家有两种看法：一种主张用温药，所谓“胎前宜凉，产后宜温”；一种主张用凉药。前者强调产后宜温的根据，在于产后多瘀血残留，治宜温化瘀血，如生化汤（全当归、川芎、桃仁、干姜、甘草）即是用之有效的方子；后者主张用凉药的根据，在于“产后血脱，孤阳独旺”。张仲景也说新产妇人有三病：郁冒、痉厥、大便难，都属孤阳独旺之证。在我看来，前者只看到产后调理常法的一面，只知常法而不知变法；后者则把产后治病之变法当作调理常法。都带一定片面性。叶氏提出产后温病治法，当如虚怯人病邪而治，比较全面而且抓住要点。吴鞠通也说：“手下所治是温病，心中想到是产后。”具体来说，是在治疗温病的前提下，照顾到产后。《金匮要略》治热痢出白头翁汤，但如用之于妇人产后痢疾，则仲景提出应加甘草、阿胶二药，即是顾及产后之意。



【原文】

如经水适来适断，邪将陷血室，少阳伤寒言之详悉，不必多赘。但数动与正伤寒不同。仲景立小柴胡汤，提出所陷热邪，参、枣扶胃气，以冲脉隶属阳明也，此与虚者为合治。若热邪陷入，与血相结者，当从陶氏小柴胡汤去参、枣加生地、桃仁、楂肉、丹皮或犀角等。若本经血结自甚，必少腹满痛，轻者刺期门，重者小柴胡汤去甘药加延胡、归尾、桃仁，挟寒加肉桂心，气滞加香附、陈皮、枳壳等。然热陷血室之证，多有谵语如狂之象，防是阳明胃实，当辨之。血结者身体必重，非若阳明之轻旋便捷者。何以故耶？阴主重浊，络脉被阻，侧旁气痹，连胸背皆拘束不遂，故祛邪通络，正合其病。往往延久，上逆心包，胸中痛，即陶氏所谓血结胸也。王海藏出一桂枝红花汤加海蛤、桃仁，原是表里上下一齐尽解之理，看此方大有巧手。故录出以备学者之用。

【阐释】

热病之时，经水适来适断，邪将陷入血室，伤寒少阳病（其实在《伤寒论》太阳篇）说得已很详细，不必多赘。“但数动与正伤寒不同”，其“数动”二字，章虚谷认为可能是字误，应为“变动”二字。而周学海则另有解释：认为“数动指脉言，与伤寒弦细不同”。章、周二氏对“数动”的不同解释各有其理，都可以参考。仲景立小柴胡汤治热入血室，是为提出所陷热邪。方中参、枣扶胃气，因为血室即是冲脉，冲脉隶属阳明，所以要扶胃气。但这仅对有正虚一面的病人合用。如热邪陷入血室之后，与血相结，当宗陶氏用小柴胡汤去参、枣加生地、桃仁、楂肉、丹皮或犀角等，以提邪散血。若冲脉有血结在内，一定有少腹满痛，轻者可针刺期门穴，重者用小柴胡汤去人参、甘草、大枣等阴药，加延胡、归尾、桃仁破瘀，夹寒加肉桂心以散寒，气滞加香附、陈皮、枳壳等以破滞气。然热邪陷入血室之证，每多有谵语如狂之象，这与阳明胃热相似。但两者病机，最需详细辨别。血结证，身体必觉重着，而不像阳明胃热证身体来得轻便。为什么呢？因血结证是阴邪，阴邪重浊，络脉被阻，身体之侧被气血痹阻，且连及胸背，皆为阻塞。所以祛邪通络，正合其病。上述以身重与否作为辨别是血结还是阳明胃热的要点，是缺乏临床依据的，不甚可取。

热陷血室，延期日久，可上逆心包，胸中痹痛，即陶氏所说的血结胸证，可用王海藏之桂枝红花汤加海蛤、桃仁，可冀表里上下一齐尽解，此方甚为巧妙。桂枝红花汤即桂枝汤加红花。桂枝汤中甘草、大枣是甘药，与上述治本经血结用小柴胡去甘药有矛盾，故难于理解。

王孟英说：“温邪热入血室有三证：如经水适来，因热邪陷入而血搏结不行者。此宜破其血结；若经水适断，而邪乃乘血舍之空虚以袭之者，宜养营以清热；其邪热传营，逼血妄行，致经未当期而至者，宜清热以安营。”王氏对温邪热入血室的分析很是合理。若论具体用方，前者“破其血结”，可用桃核承气汤；次者“养营以清热”，可用四物汤加清热凉营之品；再次者，邪热传营，逼血妄行，可使经未当期而至，治以清热安营，可谓补仲景、天士之缺，很有临床意义，方可用清营汤、犀角地黄汤一类。

本节辨热入血室的证治。但临床所见热病期间，经水适来适断，不一定都成热入血室之证。热入血室是否成立，当以是否见谵语神昏，舌色紫绛为断。至于热入血室的治法，王孟英在本节注释中所述，简明扼要，颇切实用。

原文“然热陷血室之证”一句起至篇末一段，颇费解释：第一，以热入血室身重与阳明胃热身不重来相辨，实际上是阳明胃热亦有身重一症，《伤寒论》有明文，何从辨起；第二，以桂枝红花汤治疗血结胸，方中有甘草、大枣，正与上文小柴胡汤去甘药治血结的原则相反。总之，这一段文字，文气不顺，于病情亦不洽，当存疑。



## 小　结

本篇开首论述温邪传入之途径，由口鼻而入，首先犯肺，其证治与伤寒不尽相同。温病初起有夹风夹湿之异治。温病顺传则卫之后方言气，营之后方言血，其逆传则可内陷心包。这是本论的纲领。

全篇主要内容，是以辨卫、气、营、血为辨证施治的中心。治法方面通常是在卫汗之，到气才可清气。所谓清气，一般不用寒滞之药，其范围亦较为广泛。篇中所举，如邪气始终在气分流连，法宜益胃；邪留三焦，当用分消走泄；气热烁津，急用凉膈散散其无形之热。临床应用，实际犹不止此，应举一反三，随证变证。若邪入营分当用清营泄热；入血则恐耗血动血，又须上法中加入凉血散血之品。这里我们应该认识到卫、气、营、血之区分，重点是在标示邪气之浅深，作为施治之准则。它们互有联系，界限也不可能划分得很明显。往往热已传营，气分之邪尚未尽；而邪气弥漫，每多气血两燔之候。分而言之：有卫、气、营、血四个层次；合而言之：举气可以赅卫，举血可以统营。

热病最易伤津，照顾津液当然是治疗温病的第一前提。所以本论说："若其人肾水素亏，病虽未及下焦，每多先事徬徨"。但热病救阴犹易，法在变通：火邪劫营，凉血清火（撤热），即可以保津；胃阴告亡，当用甘寒；肾阴将涸，急用咸寒。所以叶氏一方面提出"务在先安未受邪之地"，一方面又谆谆告诫"慎勿用血药，反致滋腻留邪。"本论一方面重视津液，同时又并不忽略阳气。篇中说得很明白，"如面色白者须要顾其阳气……法应清凉，然到十分之六七，即不可过于寒凉。"

至于察舌验齿、辨斑疹、论白㾦，都是发前人所未发。而尤以察舌之法，更为独到。因为证情有时可现假象，脉理也有"指下难明"之候，舌与苔却客观易辨。观舌质可验其正之阴阳虚实；察舌苔即知其邪之寒热浅深；再看其润燥，以验津液之盈亏。详见各条，兹不赘述。



总之，辨证细致，运用灵活，选药精当，是本篇的特点。在温病学说中确是一部承前启后的著作，值得系统学习，深入研究。

# 第六讲
# 《温病条辨》阐释

《温病条辨》由清代医家吴鞠通所著。吴鞠通生平经历多次温热病的流行，故一生致力于外感热病的研究。在学术上，吴氏“抗志以希古人，虚心而师百氏”，远则“追踪乎仲景”，近则“师承于叶氏”，并贯通诸医有关论述，结合自己临证心得，撰成《温病条辨》一书。该书体例以三焦为经，以九种温病为纬，仿《伤寒论》格式，分证论治，逐条分辨，故名条辨。《温病条辨》系统地阐述了温病的三焦病机，总结了治温大法和订制有许多名方，对温病学说的发展作出了积极贡献。

兹按1978年版人民卫生出版社的《温病条辨》的顺序，讲解其中的主要内容。

## 上焦篇

### 风温　温热　温疫　温毒　冬温

【原文】

一、温病者，有风温、有温热、有温疫、有温毒、有暑温、有湿温、有秋燥、有冬温、有温疟。

【阐释】

吴鞠通立温病有九种不同，但它们又有共性，即都属温病一类。吴氏指出，这九种温病，虽然早在王叔和《伤寒例》已有提及，但《伤寒例》将伤寒与温病混杂一起，且悉以伤寒之法治外感热病，故“实属蒙混”。“后人亦不能打破此关，因仍苟简，千余年来，贻患无穷，皆叔和之作俑，无怪见驳于方有执、喻嘉言诸公也。然诸公虽驳叔和，亦未曾另立方法，喻氏虽立治法，仍不能脱却伤寒圈子，弊与叔和无二，以致后人无所遵依。”吴鞠通接着指出：“本论详加考核，准古酌今，细立治法，除伤寒宗仲景法外，俾四时杂感，朗若列眉；未始非叔和有以肇其端，东恒、河间、安道、又可、嘉言、天士宏其议，而瑭得以善其后也。”

吴鞠通对九种不同温病在理论上做了原则性区分：

风温病，初春阳气始开，厥阴行令，风夹温也。

温热者，春末夏初，阳气弛张，温盛成热也。

温疫者，厉气流行，多兼秽浊，家家如是，若役使然也（如急性、烈性传染病）。

温毒者，诸温夹毒，秽浊太甚也（如烂喉痧）。

暑温者，正夏之时，暑病之偏于热者也（如乙脑）。

湿温者，长夏初秋，湿中生热，即暑病之偏于湿者也（如肠伤寒）。

秋燥者，秋金燥烈之气也（后世有温燥、凉燥之分）。

冬温者，冬应寒而反温，阳不潜藏，民病温也（如冬季呼吸道感染）。

温疟者，阴气先伤，又因于暑，阳气独发也。

【原文】

二、凡病温者，始于上焦，在手太阴。

【阐释】

温病何以始于上焦，在手太阴呢？吴鞠通自注中将伤寒与温病作比较指出：“伤寒由毛窍而入，自下而上，始足太阳。足太阳膀胱属水，寒即水之气，同类相从，故病始于此。古来但言膀胱主表，殆未尽其义。肺者，皮毛之合也，独不主表乎？治法必以仲景六经次传为祖法。温病由口鼻而入，鼻通于肺，始手太阴。”吴氏之意是说，伤寒足太阳膀胱主表，其理不甚相通，尚且视为祖法；温病由口鼻而入，鼻通于肺，肺主皮毛，其理甚通，“独不主表乎！”

《素问·热论》指出太阳之脉连于风府，风府为督脉之穴，督脉汇诸阳之气，故外邪入侵，太阳首当其冲。这是《内经》关于太阳主表的理论，有其合理的成分。

手太阴之病出现什么症状呢？且看下面原文。

【原文】

三、太阴之为病，脉不缓不紧而动数，或两寸独大，尺肤热，头痛，微恶风寒，身热自汗，口渴，或不渴而咳，午后热甚者，名曰温病。

【阐释】

温病手太阴之病（有温病初起之意），脉象不缓不紧而动数。脉或缓或紧，是伤寒之脉。吴鞠通指出："不缓，则非太阳中风矣；不紧，则非太阳伤寒矣。"所谓脉"动数"，即脉数之谓。《伤寒论》说："脉若静者，为不传；颇欲吐，若躁烦，脉数急者，为传也。"其传者，不无化热之意。两寸候心肺，温邪上受，首先犯肺，逆传心包，温病始上焦，上焦为心肺所居，故手太阴之脉"或两寸独大"。



原文有"尺肤热"一症，即尺部皮肤热甚，其诊法源于《内经》。尺肤为易触摸之处。尺肤热，是全身肤热的一个局部表现。

头痛为温病初起的主症之一，伤寒初起也有头痛。两者的区别何在？吴氏在本条自注中有详述，自可参阅。

伤寒初起，必见恶寒。温病初起也会"微恶风寒"。这是因为"肺合皮毛而亦主表，故亦恶风寒也"。

其"身热自汗"者，为热之外象。正因为温病初起一般均有汗出，故温病不若伤寒需辨表虚表实。另外，温病发表，一般不用麻、桂发汗峻剂，而用银翘、桑菊等辛凉解表之方，也是温病无须辨表虚表实的缘由之一。

温病初起即见口渴者，说明热象重；或不渴者，提示热象轻。但一般均有咳嗽。其发热者，一般见午后偏甚。外感发热见午后偏甚，这点无大特异性。这是临床实况，不独阴虚发热、阳明腑实如此。

吴氏指出本条所述"名曰温病"，在我看来本条主要是风温。风温有四大症：热、咳、烦、渴，且亦不必诸症俱全。

【原文】

四、太阴风温、温热、温疫、冬温，初起恶风寒者，桂枝汤主之；但恶热不恶寒而渴者，辛凉平剂银翘散主之。温毒、暑温、湿温、温疟，不在此例。

【阐释】

本条所述证治，主要适用于风温。温热、温疫、冬温亦可参考。而温毒、暑温、湿温、温疟，不在此例。

本条所说的温病"初起恶风寒者，桂枝汤主之"，被不少后世医家所横加批评，指责其一面大讲温病不同于伤寒，一面又把桂枝汤立为治温之方。我认为批评者虽自有道理，但未免过于偏激。吴氏在详论温病异于伤寒的同时，不把两者对立起来，无门户之见。温病初起有桂枝证便用桂枝方，这正是吴鞠通的高明之处、可贵之处。吴氏似乎也料到后人对此会有议论，故而在自注中做了详细解释，指出："盖温病忌汗，最喜解肌，桂枝本为解肌，且桂枝芳香化浊，芍药收阴敛液，甘草败毒和中，姜、枣调和营卫，温病初起，原可用之。此处却变易前法，恶风寒者主以桂枝，不恶风寒主以辛凉者，非敢擅违古训也。"



但是，吴鞠通的本条自注确也存有漏洞。例如，吴氏说："……虽曰温病，既恶风寒，明是温自内发，风寒从外搏，成内热外寒之证，故仍旧用桂枝辛温解肌法，俾得微汗，而寒热之邪皆解矣。"如是说来，本条属伏气内发之温病。这非但与前文自相矛盾，且桂枝汤是断然不可用的了，而应用黄芩汤之类。这里吴氏犯了逻辑错误。

原文指出："但热不恶寒而渴者，辛凉平剂银翘散主之。"其但热不恶寒一证，不是绝对的，在事实上也可有轻度恶寒。《伤寒论》说："太阳病，发热而渴，不恶寒者，为温病。"吴氏对此做了评述："仲景所云不恶风寒者，非全不恶风寒也，其先亦恶风寒，迨既热之后，乃不恶风寒耳……"吴氏的这一看法，也同样适用于他自己的上述原文。

至于治疗，吴鞠通在本条自注中明确指出："温热之邪为病不恶风寒者，治之不能用辛温，应改从《内经》'风淫于内，治以辛凉，佐以苦甘'法。"

所谓"辛凉平剂"，即气味辛凉的平和之剂，是与后文要提及的桑菊饮、白虎汤比较而言的。

银翘散的剂型和服法是很合理的，值得我们吸取。原文指出银翘散诸药，"上杵为散，每服六钱，鲜苇根汤煎，香气大出，即取服，勿过煎。肺药取轻清，过煎则味厚而入中焦矣。"意思是说，先将药物杵成粗散，然后入煎，一待香气出来，即可服用，不能久煮。这样既很方便，又很科学。对于"过煎则味厚而入中焦矣"一句，在今天看来应改一下，改为"过煎则药味耗散而气薄矣"。

对于银翘散的服法，吴氏指出"病重者，约二时一服，日三服，夜一服；轻者三时一服，日二服，夜一服；病不解者，作再服。"这里所说的"时"，是指古时的"时辰"，一个时辰合今之两小时。所谓"二时一服"，即四小时服一次。吴氏提出的这种服法是很有道理的，使药物浓度在体内保持一定的持续性。且根据病情轻重，其服药次数有多有少，不能千篇一律，死板不变。这是因为"盖肺位最高，药过重，则过病所，少用又有病重药轻之患，故从普济消毒饮时时清扬法。"吴鞠通坚信这种服法的合理性。他批评时弊说："今人亦间有用辛凉法者，多不见效，盖病大药轻之故，一不见效，随改弦易辙，转去转远，即不更张，缓缓延至数日后，必成中下焦证矣。"

至于银翘散的加减运用，原文作了详细说明：

胸膈闷者，加藿香三钱，郁金三钱，以护膻中；

渴甚者，加花粉，以生津液；

项肿咽痛者，加马勃、玄参，以清热毒；

衄者，去芥穗、豆豉（恐有动血之弊），加白茅根三钱，侧柏炭三钱、栀子炭三钱，以凉血止衄；

咳者，加杏仁，以利肺气。二、三日病犹在肺，热渐入里，加细生地、麦冬，以保津液。再不解，或小便短者，加知母、黄芩、栀子之苦寒，与麦冬、生地之甘寒，合化阴气，而治热淫所胜。

吴鞠通在银翘散“方论”中指出：“温病忌汗，汗之不惟不解，反生他患。”显然，这里所说的汗法，是指辛温发汗。

“方论”中有一大段批评吴又可达原饮的话，在我看来是多余的，且是欠妥的。达原饮自有它的适应证，有什么可批的呢？

“方论”对于银翘散的方解做了详细论述，吴氏说：“本方谨遵《内经》‘风淫于内，治以辛凉，佐以苦甘；热淫于内，治以咸寒，佐以甘苦’之训（银翘散中实无咸寒之药——引者注）。又宗喻嘉言芳香逐秽之说，用东垣清心凉膈散，辛凉苦甘。病初起，且去入里之黄芩，勿犯中焦；加银花辛凉，芥穗芳香，散热解毒；牛蒡子辛平润肺，解热散结，除风利咽。皆手太阴药也。合而论之，经谓‘冬不藏精，春必病温’，又谓‘藏于精者，春不病温’，又谓‘病温虚甚死’，可见，病温者，精气先虚。此方之妙，预护其虚，纯然清肃上焦，不犯中下，无开门揖盗之弊，有轻以去实之能，用之得法，自然奏效。”这里所说的温病为患，必精气先虚，而用银翘散轻以去实，即可“预护其虚”，便有“邪祛则正自安”之意。



银翘散的方义，简而言之有三个方面，一是清热（如金银花、连翘、竹叶、芦根）；二是解表（如荆芥、豆豉、薄荷）；三是利咽（如牛蒡子、桔梗、生甘草）。

【原文】

六、太阴风温，但咳，身不甚热，微渴者，辛凉轻剂桑菊饮主之。

【阐释】

本条所述辛凉轻剂桑菊饮的证治，其中“但咳”之症甚为突出。身不甚热，微渴，说明热势不甚，口渴不甚剧。桑菊饮为辛凉轻剂，是“恐病轻药重”而专立。但桑菊饮的加减法却一点也不轻。原文说：“二、三日不解，气粗似喘，燥在气分者，如石膏、知母；舌绛暮热，甚燥，邪初入营，加玄参二钱，犀角一钱；在血分者，去薄荷、苇根，加麦冬、细生地、玉竹、丹皮各二钱；肺热甚加黄芩；渴者加花粉。”

吴氏于本条下“方论”中指出：“今世每用杏苏散通治四时咳嗽，不知杏苏散辛温，只宜风寒，不宜风温，且有不分表里之弊。”而桑菊饮则为“辛甘化风、辛凉微苦之方也。盖肺为清虚之脏，微苦则降，辛凉则平，立此方所以避辛温也。”至于方中桑叶、菊花的药性功效，吴氏承用旧说，玄妙得很。其中有用五行之说解释的，意义不大。

【原文】

七、太阴温病，脉浮洪，舌黄，渴甚，大汗，面赤，恶热者，辛凉重剂白虎汤主之。

【阐释】

本条是白虎汤用于温病的证治。温病初起一般用银翘散，故称“辛凉平剂”；较轻的用桑菊饮，故称“辛凉轻剂”；较重的用白虎汤，故称“辛凉重剂”。

吴鞠通在本条自注中对白虎汤证的病机作了很好的分析。吴氏指出：“脉洪大，邪在肺经气分也。舌黄，热已深。渴甚，津已伤也。大汗，热逼津液也。面赤，火炎上也。恶热，邪欲出而未遂也。辛凉平剂焉能胜任，非虎啸风生，金飚退热，而又能保津液不可。”其中舌黄一证，并不绝对，实际上用白虎汤的舌象更多见的是白苔，或黄白相兼。但不管舌苔为何色，必须见干燥少津。白虎汤确是清热生津的对证之方、有效之方。



【原文】

八、太阴温病，脉浮大而芤，汗大出，微喘，甚至鼻孔煽者，白虎加人参汤主之；脉若散大者，急用之，倍人参。

【阐释】

本条谈论是白虎加人参汤的证治，其中以汗大出、鼻翼煽动、脉散为主证。吴氏也明确指出：“汗涌，鼻煽，脉散，皆化源欲绝之征兆也。”

吴鞠通在自注中对白虎加人参汤证分析说：“浮大而芤，几于散矣，阴虚而阳不固也。补阴药有鞭长莫及之虞，惟白虎退邪阳，人参固正阳，使阳能生阴，乃救化源欲绝之妙法也。”条文中更明确指出：

"脉若散大者,急用之,倍人参。"这是很可贵的经验之谈。邪热伤阴,阴损及阳,其时只能用人参,不宜用附子。徐灵胎说:"亡阴之药以凉",此之谓也。《伤寒论》白虎加人参汤见背微恶寒,为阳虚之兆,用人参益气生津扶阳;而附子汤之背寒,则为阳气虚寒,当用附子温振其阳,即应"亡阳之药以温"(徐灵胎)了。张景岳制六味回阳饮(附子、干姜、甘草、人参、地黄、当归),即由四逆加人参汤合地黄、当归组成。其方取其阴阳相济之意,比之仲景之方有发展。

【原文】

九、白虎本为达热出表,若其人脉浮弦而细者,不可与也;脉沉者,不可与也;不渴者,不可与也;汗不出者,不可与也。常须识此,勿令误也。

【阐释】

白虎汤有达热出表的作用,方中知母为沉降之品,石膏是外透之药。两药相配,达热出表。至于药物的性味,有的可直接品尝出来,如黄连之苦,生姜之辛。有的则根据药物功效而来,如石膏辛凉,尝之以味,石膏没有辛味。但石膏有透热外出的作用,如麻杏石甘汤及大青龙汤中之石膏,均有佐麻黄以透发邪热的作用,故古人认为石膏味辛。

吴鞠通于本条论述了白虎汤"四禁忌"。

"其人脉浮弦而细者,不可与也。"脉浮弦而细者,非为热甚之象,而有正虚之兆,故不可用白虎汤。

"脉沉者,不可与也。"脉沉者,邪热已入里而无外发之势,故不可用白虎汤。

"不渴者,不可与也。"不渴者,亦为热不甚。

"汗不出者,不可与也。"热甚者迫汗外出。汗不出者,也提示内热不甚。

原文所说的"不可与也",不应看作是绝对的。就临床而言,"不可与也",是不可照搬原方,而应根据病情的不同,在应用白虎汤时作必要的加减变通。脉大而芤或脉散大用白虎加人参汤就是一个例子。

白虎汤为辛凉重剂，既要敢用，又要慎用、善用。吴鞠通在自注中说："此白虎之禁也。按白虎慓悍，邪重非其力不举，用之得当，原有立竿见影之妙；若用之不当，祸不旋踵。懦者多不敢用，未免坐误时机；孟浪者，不问其脉证之若何，一概用之，甚至石膏用至斤余之多，应手而效者固多，应手而毙者亦复不少。皆未真知确见其所以然之故，故手下无准的也。"

【原文】

十、太阴温病，气血两燔者，玉女煎去牛膝加元参主之。

【阐释】

所谓气血两燔，亦即既有气分热盛的征象，又见邪入营血的表现。吴氏认为："气血两燔，不可专治一边。"玉女煎（石膏　熟地　麦冬　知母　牛膝）是张景岳所制的气血两治之方。之所以去牛膝加玄参，是因为"牛膝趋下，不合太阴证之用。改熟地为细生地者，亦取其轻而不重，凉而不温之义，且细生地能发血中之表也（即有透发之意，生地与豆豉相配为黑膏方，可透营分邪热——引者注）。加玄参者，取其壮水制火，预防咽痛失血等症也。"



叶天士《温热论》指出："斑出热不解者，胃津亡也，重则如玉女煎……"吴氏的这一条文实际上是叶氏之论的进一步具体化。

气血两燔之证，临床重证时有可见，如白血病病程中经常出现高热持续不退，口渴，汗出热臭，同时有发斑出血之症，即是较为典型的气血两燔。

【原文】

十一、太阴温病，血从上溢者，犀角地黄汤合银翘散主之。有中焦病者，以中焦法治之。若吐粉红血水者，死不治；血从上溢，脉七、八至以上，面反黑者，死不治。可用清络育阴法。

【阐释】

本条所述为上焦之血分证，可见于温病初起即见出血见证者。"血从上溢，温邪逼迫血液上走清道，循清窍而出，故以银翘散败温毒，以犀角地黄清血分之伏热，而救水即所以救金也。”如见中焦血分证，则用中焦血分证的治法。原文中提到的“若吐粉红血水者”，“血从上溢，脉七、八至以上，面反黑者”，在温病中可以见到，在杂病中更多见。目前临床上某些血液病、肝硬化后期及某些肿瘤后期、某些心衰病人等，均可出现上述症候。而上述症候的出现，提示病情险恶，即原文所谓“死不治”。但是还是应该积极抢救，如原文提出的“用清络育阴法”。

吴氏在本条自注中对温病险候（“死状”）作了归纳。他指出：“细按温病死状百端，大纲不越五条。在上焦有二：一曰肺之化源绝者死（如见口渴、出血、小便少——引者注）；二曰心神内闭，内闭外脱者死。在中焦亦有二：一曰阳明太实，土克水者死（危重者不限于虚证——引者注）；二曰脾郁发黄，黄极则诸窍为闭，秽浊塞窍者死（发黄、窍闭神昏及呼出秽浊之气，当为“肝昏迷”无疑——引者注）。在下焦则无非热邪深入，消烁真液，涸尽而死也。”下焦真阴涸竭之证，临床常见于某些脑的病变。本人近诊一小脑出血患者，即见到手足蠕动等病入下焦之证，用清络育阴之法，施于三甲复脉加减见效。所谓“清络育阴法”，大体指凉血通络、滋阴增液的治法。

【原文】

十二、太阴温病，口渴甚者，雪梨浆沃之；吐白沫粘滞不快者，五汁饮沃之。

【阐释】

上焦温病，热盛伤津，口渴甚剧者，可用雪梨浆（甜水梨薄切，凉水内浸半日，时时频饮）以甘寒救其津液。在今天看来，于发热伤津患者，应多食水果。

如见吐白沫粘滞不畅的，可用五汁饮（梨汁、荸荠汁、鲜芦根汁、麦冬汁、藕汁），因五汁饮中荸荠汁等有化痰作用。

【原文】

十三、太阴病，得之二、三日，舌微黄，寸脉盛，心烦懊侬，起卧不安，欲呕不得呕，无中焦证，栀子豉汤主之。

【阐释】

本条所论栀子豉汤与《伤寒论》的有关内容基本相同。“舌微黄,寸脉盛”,说明病仍在上焦,因舌微黄为热不太盛、寸脉盛候上焦有热之故。所谓“懊侬”者,即“起卧不安,欲呕不得呕”之状。这一症状也可见于中焦证。但在这里结合脉象分析是为上焦证,故吴氏强调本条“无中焦证”。在古医籍中对阴性症状的必要记录是常见的,一般都有鉴别诊断的意义。这里所写的“无中焦证”,便有这种意义。如见有中焦证,则栀子豉汤是断然不能胜任的。

吴鞠通在自注中说:“温病二、三日,或已汗,或未汗,舌微黄,邪已不全在肺中矣。寸脉盛,心烦懊侬,起卧不安,欲呕不得,邪在上焦膈中也。在上者因而越之,故涌之以栀子,开之以香豉。”

吴鞠通沿用《伤寒论》的说法,在栀子豉汤方后也有“得吐止后服”句。至于栀子豉汤服后究竟是否会吐,历来意见不一。我认为,生栀子可能会令人吐,焦栀子一般不会吐。目前用栀子豉汤于临床引起呕吐的不多,但不是没有。有一点是可以肯定的,即如服用栀子豉汤致吐的,吐后热随之易解,病因此易愈,得吐并非坏事。



【原文】

十四、太阴病得之二、三日,心烦不安,痰涎壅盛,胸中痞塞欲呕者,无中焦证,瓜蒂散主之,虚者加参芦。

【阐释】

本条为瓜蒂散证,瓜蒂散(甜瓜蒂、赤小豆、山栀子)与栀子豉汤均称为吐剂,但有轻重之别。吴氏说:“此与上条有轻重之分,有有痰无痰之别。”瓜蒂散临床应用机会很少,吴氏也说:“重剂不可轻用”。这里也就不详细讲解了。

【原文】

十五、太阴温病,寸脉大,舌绛而干,法当渴,今反不渴者,热在营中也,清营汤去黄连主之。

【阐释】

本条为清营汤(犀角、生地、玄参、竹叶心、麦冬、丹参、黄连、金银花、连翘）去黄连证。上焦主心肺，有卫气营血之分，本条是上焦营分证。本条有舌绛而干，两寸脉大，可见“系温病”，且营分证无疑。但何以“法当渴，今反不渴”呢？吴鞠通认为“邪热入营，蒸腾营气上升，故不渴。”吴氏此说，不甚令人信服。但中医理论对此又缺乏更好的解释，大家可商讨。至于邪入营分，舌虽干绛而口不甚渴，则是客观存在的。

本证用清营汤之所以去黄连，吴氏之意是“不欲其深入也”。其实是恐黄连苦燥伤阴，因本证已见舌绛而干，营阴受损，如再用黄连，必重伤其阴。如湿温之病见营分证，即不在此例，用清营汤不必去黄连。

【原文】

十六、太阴温病，不可发汗，发汗而汗不出者，必发斑疹；汗出过多者，必神昏谵语。发斑者，化斑汤主之；发疹者，银翘散去豆豉加细生地、丹皮、大青叶、倍元参主之。禁升麻、柴胡、当归、防风、羌活、白芷、葛根、三春柳。神昏谵语者，清宫汤主之，牛黄丸、紫雪丹、局方至宝丹亦主之。



【阐释】

太阴温病，不可辛温发汗。如发汗而汗不出的，会导致发斑、发疹；如发汗而汗出过多的，必神昏谵语。就临床实际而言，温病发斑、发疹用辛温发汗，固然是错误的。但发斑、发疹或神昏谵语，未必均由误汗所致，而多为疾病发展的自然过程。

温病发斑，用化斑汤，即白虎汤加犀角、玄参。化斑汤治温病发斑之证，气血两治，甚为合宜。

温病发疹，用银翘散加减。原文去豆豉，拟因疹已发出，毋须再透之故。但有不少医家认为豆豉（尤其清水豆豉）为较平和的发表药，不必减去。而方中荆芥反可去掉。当然吴鞠通之时的豆豉，也可能是经麻黄等炮制过的。“加细生地、丹皮、大青叶，倍元参”，即是在银翘散基础上加凉血养阴之品。银翘散方中原无玄参，这里所说的“倍元参”，可理解为重用玄参。升麻、柴胡、当归、防风、羌活、白芷、葛根、三春柳（西河柳）均为提升发散之品，自不可用，吴氏把诸药列为治疹之禁。

神昏谵语，用清宫汤（玄参心、莲子心、竹叶卷心、连翘心、犀角尖、连心麦冬）。牛黄丸、紫雪丹、至宝丹（统称“三宝”）也可以用。

吴鞠通在本条自注中对于神昏一症的病机解释是自相矛盾的。他说：“汗为心液，误汗亡阳，心阳伤而神明乱，中无所主，故神昏。”这里是说因心阳伤而神昏。但他接着又说：“心液伤而心血虚，心以阴为本，心阴不能济阳，则心阳独亢，心主言，故谵语不休也。”这里则又强调心阴虚导致心阳亢，与前面所说的心阳虚显然有矛盾。我认为，这里用汗伤心阳而致神昏的解释是不妥的，且与后面的解释是冲突的。当然误汗损伤心阳是可以见到的，如《伤寒论》说：“发汗过多，其人叉手自冒心，心下悸欲得按者，桂枝甘草汤主之”，便是典型的发汗过多损伤心阳的例子。温病神昏谵语与伤寒发汗过多而致的神情恍惚，两者不可同日而论。



下面对本条提及的方药作些评述：

1. 吴鞠通把升麻、柴胡、当归、防风、羌活、白芷、葛根、三春柳等均列为治温病发疹的禁药，这是可以理解的。然而不少温病学家因此而从来不用这类升散之药，这是一大偏见、一大不足之处。其实在温病过程中也有用得着这些药物的时候。

2. 清宫汤之“清宫”，即“清心”之意。方中多用药物之心，如玄参心、莲子心、竹叶卷心、连翘心、连心麦冬、另有犀角尖，所谓“心能入心”。对此我们应该具体分析，不能照搬，如玄参心就不那么实际。连翘目前也不分其心与壳了。吴鞠通在清宫汤“方论”中指出：“火能令人昏，水能令人清，神昏谵语，水不足而火有余，又有移浊也。”其中“火能令人昏，水能令人清”的观点，是继承刘河间的说法。

3. 关于“三宝”，吴氏以牛黄丸为最凉，紫雪丹次之，至宝丹又次之。这是有道理的。牛黄丸之所以最凉，因其方中有牛黄、山栀、黄芩、黄连。而另外两方没有这些药，故牛黄丸长于清热解毒。三方均有犀角、麝香，但以紫雪丹用量最大，故紫雪丹长于开窍。紫雪丹方中升麻（因其为成药，吴鞠通也只能用之）的作用，吴氏解释为“诸药皆降，独有一味升麻，盖欲降先升也”。其“欲降先升”之说，始于吴又可。吴又可指出达原饮用升麻是取欲降先升之意。其实紫雪丹方中的升麻是用以解毒的。《千金方》中有“无犀角，用升麻代之”一语，可以作为佐证。至于至宝丹，《局方》指明用人参汤送服。据悉目前的至宝丹成药中已有人参，故亦可称之为人参至宝丹，有扶正达邪的作用，用于内闭外脱之证颇为合宜。

【原文】

十七、邪入心包，舌謇肢厥，牛黄丸主之，紫雪丹亦主之。

【阐释】

邪入心包，出现舌謇肢厥等证，治用牛黄丸，紫雪丹也可以用。

何为厥？吴鞠通说：“厥者，尽也。阴阳极造其偏，皆能致厥。”这种解释是符合临床的，热盛之极可致厥，阴寒之极亦可致厥，即《伤寒论》所说“阴阳气不相顺接，便为厥”。



至于温病之厥与伤寒之厥的区别，吴鞠通在本条自注中做了分析。他说：“伤寒之厥，足厥阴病也。温热之厥，手厥阴病也。舌卷囊缩，虽同系厥阴现证，要之舌属手，囊属足也。盖舌为心窍，包络代心用事，肾囊前后，皆肝经所过，断不可以阴阳二厥混而为一，若陶节庵所云：‘冷过肘膝，便为阴寒’，恣用大热。”

治厥，辨热厥还是寒厥是很重要的，吴又可《瘟疫论》“休厥”篇即有个生动的例子：买卜先生施某，患时疫热结在里，下证悉备，但其手足厥逆过肘膝，他医不究里证热极，断其阴寒之厥，遂主附子理中汤。上药尚未服下，延请吴又可诊病，吴氏认为，“此阳证之最者，下证悉具，但嫌下之晚耳，急投大承气汤，嘱其缓缓下之，脉至厥回，便得生矣。”患者家人闻一曰阴证，一曰阳证，天地悬隔，疑而不服。更请一医，指言阴毒。叠延三医续至，皆言阴证，乃进附子汤。结果“下咽如火，烦躁顿加，逾时而卒”。由此可见，如我们不能抓住疾病的本质，置一派热证于不顾，光凭全身厥冷一点，便引陶氏“冷过肘膝，便为阴寒”的论点，实为偏执一端。热极再用大热之药，下咽顿毙，临床应引以为戒。

吴氏对温病之厥大体分类如下：“热厥之中亦有三等：有邪在络居多，而阳明证少者，则从芳香，本条所云是也；有邪搏阳明，阳明太实，上冲心包，神迷肢厥，甚至通体皆厥，当从下法，本论载入中焦篇；有日久邪杀阴亏而厥者，则以育阴潜阳法，本论载入下焦篇。”上述说明，上焦之厥，多热入心包所致，可用“三宝”；中焦之厥，多阳明热结所致，可用承气法；下焦之厥，多水不涵木所致，可用育阴法。其中前两者为实厥，后者为虚厥。

【原文】

十八、温毒咽痛喉肿，耳前耳后肿，颊肿，面正赤，或喉不痛，但外肿，甚则耳聋，俗名大头温、虾蟆温者，普济消毒饮去柴胡，升麻主之，初起一、二日，再去芩、连，三四日加之佳。

【阐释】



温毒的特征，是热毒聚而可见之症。本条中叙述的这些症状，就目前的临床看，是头面或咽喉部以红、肿、热、痛为主症的疾病，如流行性腮腺炎、头面丹毒、化脓性扁桃体炎等病，古时则形象地称其为大头温、虾蟆温，也可统称为温毒。

普济消毒饮（黄芩、黄连、陈皮、甘草、玄参、柴胡、桔梗、连翘、板蓝根、马勃、牛蒡子、薄荷、僵蚕、升麻）为李东垣方。吴氏指出：“其方之妙，妙在以凉膈散为主，而加化清气之马勃、僵蚕、金银花，得轻可去实之妙；再加玄参、牛蒡、板蓝根，败毒而利肺气，补肾水以上济邪火；去柴胡、升麻者，以升腾飞越太过之病，不当再用升也。说者谓其引经，亦甚愚矣！去黄芩、黄连者，芩连里药也，病初起未至中焦，不得先用里药，故犯中焦也。”吴鞠通的上述方解，暴露了一些温病学家的两大偏见：一是勿用柴、葛、升麻，恐其升散或竭阴；二是过多地避用芩连，恐其凉遏冰伏或引邪深入。在我看来，治温毒，普济消毒饮方可全用，该方配合得很合理，方中柴胡、升麻本不是引经之用，而是用其升散之性，以利于发散热毒，且与芩、连相配，可监制其凉遏之弊。芩、连清热解毒，与病相宜，更毋庸去之。当然如只用芩连，而不用柴胡升麻，是有苦寒冰伏之虑的。吴鞠通把普济消毒饮中的柴、升、芩、连均弃之不用，这样该方的清热解毒发散作用就减弱多了，用于温毒轻证尚可，用于温毒重证就不甚胜任了。

【原文】

十九、温毒外肿，水仙膏主之，并主一切痈疮。

【阐释】

本条为温毒外治法。“朱评”认为“此治温毒第一捷径法门也”。水仙膏用水仙花根，剥去老赤皮与根须，捣烂如膏，敷于肿处，中留一孔出热气，干则易之，以肌肤上生黍米大小黄疮为度。吴氏指出：“其妙用全在汁之胶粘，能拔毒外出，使毒邪不致深入脏腑伤人也。”

【原文】

二十、温毒敷水仙膏后，皮间有小黄疮如黍米者，不可再敷水仙膏，过敷则痛甚而烂，三黄二香散主之。

【阐释】

水仙膏过敷则痛甚而烂，可继以香油调敷，三黄二香散（黄柏、黄连、生大黄、乳香、没药），方中三黄泻火解毒而烂皮肤，二香透余热而通络止痛。

【原文】

二十一、温毒神昏谵语者，先与安宫牛黄丸、紫雪丹之属，继以清宫汤。

【阐释】

温毒之证，多发于头面部，故亦属上焦温病。温毒而见神昏谵语者，亦为上焦心包证，先与牛黄丸、紫雪丹急救，继以清宫汤清心解毒。

上述第一至第二十一条讲的是风温、温热、温疫、温毒及冬温。

## 暑　温

暑温的特点，一是暑易伤气，二是暑为热盛，三是暑多夹湿。

《金匮要略·痉湿暍篇》已谈到暑邪(中暍)的这些特点,并出白虎加人参汤和一物瓜蒂汤为治中暍之方,其中白虎加人参汤是治暑温的常用之方。

【原文】

二十二、形似伤寒,但右脉洪大而数,左脉反小于右,口渴甚,面赤,汗大出者,名曰暑温,在手太阴,白虎汤主之;脉芤甚者,白虎加人参汤主之。

【阐释】

"形似伤寒",即有发热恶寒之状。其脉洪大而数,而不是浮紧或浮缓,知非伤寒之脉。"左脉反小于右",亦即右脉大于左。右脉主气而左脉主血,病在气分,故右脉大于左。这只是理论上的解释,实际并不全是如此。如病人同时还有口渴甚、面赤、汗大出等症的,名为暑温。其病仍在手太阴,故仍为上焦病。治疗当用白虎汤清热保津。如脉象见洪大带空虚(芤甚)的,提示暑热伤气,用白虎加人参汤治疗。白虎加人参汤为暑温之正治法。



"脉芤甚者,白虎加人参汤主之",这是很有见地的,可谓是对《伤寒论》白虎汤证的很好的注脚。概括《伤寒论》用白虎加人参汤有两个共同点,一是用于汗、吐、下后,提示正气已有损伤;二是见有时时恶风、背微恶寒之证,提示阳虚之渐也。其时一方面因热而当清,一方面又因虚而当补。其补又宜用人参而不宜用附子。人参甘平,益气生津以扶阳,用之正合病情,附子温热,用之如火上添薪,于病不利。

【原文】

二十三、《金匮》谓太阳中暍,发热恶寒,身重而疼痛,其脉弦细芤迟,小便已,洒洒然毛耸,手足逆冷,小有劳,身即热,口开,前板齿燥,若发其汗,则恶寒甚,加温针,则发热甚,数下,则淋甚,可与东垣清暑益气汤。

【阐释】

本条为《金匮要略·痉湿暍篇》之原文,其治方是吴氏所加的。

原文中“其脉弦细芤迟”，应改为“其脉弦细、芤迟”。脉大而中空谓之芤；故细脉与芤脉是不能同时见到的。

本条所述诸证是暑温气阴两虚证。发热恶寒、身重而疼痛，为暑温兼表之证；其脉弦细或芤迟，小便末了时洒然毛耸，手足逆冷，小有疲劳身即有热，这是暑热伤气、元气不足之证；口开，前板齿燥，这是暑热伤阴、阴液亏损之证。其时“发汗则恶寒甚者，气虚重伤其阳也。温针则发热甚者，重伤经中之液，转助时火，肆虐于外也。数下之则淋甚者，劫其在里之阴，热势乘机内陷也。此段经文，本无方治，东垣特立清暑益气汤，足补仲景之未逮。”

清暑益气汤（黄芪、黄柏、麦冬、青皮、白术、升麻、当归、炙草、神曲、人参、泽泻、五味子、陈皮、苍术、葛根、生姜、大枣）实际上是生脉散加味。方中药物组成看来似乎杂乱，其实配伍很是严谨，其重点是益气养阴，兼顾清暑化湿。故吴鞠通在方后强调“虚者得宜，实者禁用，汗不出而但热者禁用”。

王孟英批评李东垣清暑益气是“有清暑之名，无清暑之药”，遂将是方增减，即成“王氏清暑益气汤”。凡暑温气阴两虚为主的，以用“李氏”清暑益气汤为宜；暑温以实为主的，自用王氏清暑益气汤为佳。

【原文】

二十四、手太阴暑温，如上条证，但汗不出者，新加香薷饮主之。

【阐释】

暑温见上条诸证，惟汗不出的，是因表证偏重，应当发汗解暑为治，用新加香薷饮（香薷、金银花、鲜扁豆花、厚朴、连翘）。

吴鞠通指出：“温病最忌辛温，暑病不忌者，以暑必兼湿，湿为阴邪，非温不解，故此方香薷、厚朴用辛温，而余则佐以辛凉云。”其实，本条是为暑天感受风寒之证，用香薷、厚朴发汗解暑化湿，是理所当然。且暑天感冒多见肠胃症状，香薷、厚朴有和肠胃止呕恶的作用。方中用扁豆花，是取其比扁豆更为轻灵之意。

暑温一病的证治，历来争论颇多。在我看来，还是应以辨证施治为主。一般的暑温病，用白虎或白虎加人参汤，如乙脑的治疗多如此。如见暑月感冒，则可用新加香薷饮。若见暑月体虚低热者，每可用清暑益气汤。

【原文】

二十五、手太阴暑温，服香薷饮，微得汗，不可再服香薷饮重伤其表，暑必伤气，最令表虚，虽有余症，知在何经，以法治之。

【阐释】

本条是讲暑病不可重发其汗，徒伤其气。当服香薷饮得汗后不可再服。暑多伤气，如过汗重伤其表，则气愈虚，这个道理是很清楚的。李东垣、张洁古等也早注意到这点，提出夏暑之季，不可过用麻、桂。

【原文】

二十六、手太阴暑病，或已经发汗，或未发汗，而汗不止，烦渴而喘，脉洪大有力者，白虎汤主之；脉洪大而芤者，白虎加人参汤主之；身重者，湿也，白虎加苍术汤主之；汗多脉散大，喘喝欲脱者，生脉散主之。

【阐释】

白虎及白虎加人参汤证上面已讲过。如在白虎证基础上兼有身重（胸闷）的，用白虎加苍术汤以暑湿两清；如见汗多脉散大，气喘烦渴气虚欲脱的，用生脉散（人参、麦冬、五味子）以救气阴为主。

治虚脱之方，大抵有二，一是四逆汤，二是生脉散。四逆汤治四肢厥冷为主的阳气虚脱（似以循环衰竭为主），重在救阳；生脉散治喘喝欲脱为主的元气虚脱（似以呼吸衰竭为主），重在益气。

【原文】

二十七、手太阴暑温，发汗后，暑证悉减，但头微胀，目不了了，余邪不解者，清络饮主之。邪不解而入中下焦者，以中下法治之。

【阐释】

本条讲暑温余邪未清的证治。暑温经治后但头微胀、目糊等，为余邪未解，用清络饮（鲜荷叶边、鲜银花、西瓜翠衣、鲜扁豆花、丝瓜皮、鲜竹叶心）。清络饮方中诸药多芳香轻药，以清暑温余邪。吴鞠通指出："既曰余邪，不可用重剂明矣，只以芳香轻药清肺络中余邪足矣。倘病深而入中下焦，又不可以浅药治深病也。"

清络饮实为暑温后期的调理之剂。

【原文】

二十八、手太阴暑温，但咳无痰，咳声清高者，清络饮加甘草、桔梗、甜杏仁、麦冬、知母主之。

【阐释】

暑湿之病，之所以"咳声清高"，是因其少痰、无痰之故。治疗用清络饮加甘草、桔梗以宣开肺气，加甜杏仁利肺而不伤气，加麦冬、知母以保肺阴而制火。故本证是暑天感冒咳嗽"偏于火而不兼湿也"。

【原文】

二十九、两太阴暑温，咳而且嗽，咳声重浊，痰多不甚渴，渴不多饮者，小半夏加茯苓汤再加厚朴、杏仁主之。

【阐释】

这里何以称"两太阴"？这是因为本证咳嗽痰多，手太阴肺与足太阴脾同病（脾为生痰之源，肺为贮痰之器）之故。吴氏在自注中说："既咳且嗽，痰涎复多，咳声重浊，重浊者土意也，其兼足太阴湿土可知。"治疗用小半夏加茯苓汤再加厚朴、杏仁，其中多为化湿除痰药。本证为暑天感冒咳嗽偏于痰湿为阻的病证。

【原文】

三十、脉虚夜寐不安，烦渴舌赤，时有谵语，目常开不闭，或喜闭不开，暑入手厥阴也。手厥阴暑温，清营汤主之；舌白滑者，不可与也。

【阐释】

脉虚，夜寐不安，烦渴，舌赤，时有谵语等暑热入营诸证，与风温、温热之热入营分大体相同，治疗亦均用清营汤。但如见舌苔白滑的，就不可以用该方。因“舌白滑，不惟热重，湿亦重矣，湿重忌柔润药，当于湿温例中求之，故曰不可与清营汤也。”

【原文】

三十一、手厥阴暑温，身热不恶寒，清神不了了，时时谵语者，安宫牛黄丸主之，紫雪丹亦主之。

【阐释】

本条与风温、温热等用“三宝”证治相类似，从略。

【原文】

三十二、暑温寒热，舌白不渴，吐血者，名曰暑瘵，为难治，清络饮加杏仁、薏仁、滑石汤主之。

【阐释】

暑温寒热，舌白不渴，且吐血（咯血），名为暑瘵，是难治的病。既然断其为暑瘵，这里显然缺少应有的病史。肺有痨病（如肺结核、支气管扩张等）已久，暑月出现咯血之症，方为暑瘵。可见诊断暑瘵，其病史依据是主要的。至于治疗，即在清络饮中再加入杏仁、薏仁、滑石等利湿化痰之药。



【原文】

三十三、小儿暑温，身热，卒然痉厥，名曰暑痫，清营汤主之，亦可少与紫雪丹。

【阐释】

小儿暑温发热，最易发痉厥之证，这是很符合临床的。因其易发痉厥，故称之为暑痫，暑温身热，神昏痉厥，暑热已入营分，当用清营治疗，紫雪丹亦可用。

【原文】

三十四、大人暑痫亦同上法。热初入营，肝风内动，手足瘛疭，可于清营汤中，加钩藤、丹皮、羚羊角。

【阐释】

大人暑痫，治同上法。如见邪热入营，肝风内动，而出现手足瘛疭等症的，治疗可在清营汤中加钩藤、丹皮、羚羊角等平熄肝风药。

这种病，可能系暑温重证，如乙脑。也可能因肝阳素亢所致。

## 伏　暑

伏暑属伏气温病，历来争议颇多。我认为，所谓伏暑，即暑温、湿温等夏季易发之病未按时而发，而是至秋、冬才发（过时而发）。这类疾病，便是古时认识的伏暑。以今天的临床而言，乙脑多发于夏季，属暑温。秋季、甚至深秋偶尔还有乙脑见到，这就属伏暑了。肠伤寒好发于夏秋之季，如在冬天见到肠伤寒病，也就属伏暑了。吴鞠通对于这一点早有认识，他在伏暑之按语中说：“暑温伏暑，名虽异而病实同，治法须前后互参，故中下焦篇不另立一门。”

【原文】

三十五、暑兼湿热，偏于暑之热者为暑温，多手太阴证而宜清；偏于暑之湿者为湿温，多足太阴证而宜温；湿热平等者两解之。各宜分晓，不可混也。

【阐释】

暑兼湿热，如以暑热为主的称为暑温，病多在手太阴肺而宜清；偏于暑湿为主的称为湿温，病多在足太阴脾而宜温；如湿热平等，则应温清同用，湿热并治。上述三者，各有其特定的病因病机，不可混同。

张洁古说：“静而得之为中暑，动而得之为中热；中暑者阴证，中热者阳证。”吴鞠通认为张氏之说不足取。本条下“汪按”指出：“洁古所谓动者，指奔走劳役之人，触冒天地之热气而病者也；所谓静者，指富贵安逸之人，纳凉于高堂大厦以避热而中湿者也。然动者亦有时中湿，静者亦有时中热，未可拘执。静者一种内，又有乘凉饮冷，无湿气而但中寒气，应用桂枝、大顺，甚则理中、四逆者，此即夏月伤寒，当一一条分缕晰也。”上述对“静而得之”与“动而得之”的分析，比较符合实际，且较辨证。

【原文】

三十六、长夏受暑，过夏而发者，名曰伏暑。霜未降而发者少轻，霜既降而发者则重，冬日发者尤重，子、午、丑、未之年为多也。

【阐释】

暑月之病，不即时而发，至过夏而发的，称为伏暑。伏暑之病，霜降以前发的较轻，霜降以后发的较重，至冬月而发的最重。也就是说，暑热之邪伏于体内，过时而发时间越久，病情越重。这既可能是吴鞠通的笼统估计，也可能是他的经验总结，在今天仍不无参考价值，当然也不会全部如此。伏暑何以在“子、午、丑、未之年为多”？吴氏解释说：“子、午君火司天，暑本于火也；丑、未湿土司天，暑得湿则留也。”这种说法是否真有道理，有待深考。但这里提出的温病流行性的问题（包括流行病好发的年限周期），是值得我们注意的。

【原文】

三十七、头痛微恶寒，面赤烦渴，舌白，脉濡而数者，虽在冬月，犹为太阴伏暑也。

【阐释】



头痛微恶寒，为表证之象；面赤烦渴，提示热象较重；舌白，脉濡而数，为暑湿之征。病发于冬月，故犹为手太阴伏暑。可见伏暑初起，同样可见表证，但多有热象重且兼暑湿的表现。

【原文】

三十八、太阴伏暑，舌白口渴、无汗者，银翘散去牛蒡、元参加杏仁、滑石主之。

三十九、太阴伏暑，舌赤口渴，无汗者，银翘散加生地、丹皮、赤芍、麦冬主之。

【阐释】

上两条均见口渴，无汗，均有表证，惟其不同的是，前者舌白，后者舌赤。故吴鞠通指出：前者为“邪在气分而表实之证”；后者为“邪在血分而表实之证”。因其均有表实之证，故都以银翘散为基础方。前者去牛蒡等清热润肺之药，加杏仁、滑石等宣气清暑化湿之品，以利卫气同治；后者加生地、丹皮、赤芍、麦冬之类，清营滋阴，以利卫营同治。银翘散原方无“玄参”，条文所说银翘散“去玄参”，恐其有误。

【原文】

四十、太阴伏暑，舌白，口渴，有汗，或大汗不止者，银翘散去牛蒡子、元参、芥穗，加杏仁、石膏、黄芩主之。脉洪大，渴甚，汗多者，仍用白虎法；脉虚大而芤者，仍用人参白虎法。

四十一、太阴伏暑，舌赤口渴汗多，加减生脉散主之。

【阐释】

伏暑，见舌白、口渴、有汗，或大汗不止，为"邪在气分而表虚之证"。治疗当用银翘散去牛蒡子、芥穗之凉润、发散之药，加杏仁、石膏、黄芩之清气之品。若脉洪大、大渴、汗多等具白虎证者，"仍用白虎法"；脉虚大而芤者，"仍用人参白虎法"。如进一步出现舌赤、口渴、汗多等证，则为"邪在血分而表虚之证"，当用加减生脉散（沙参、麦冬、五味子、丹皮、细生地）。

【原文】

四十二、伏暑、暑温、湿温，证本一源，前后互参，不可偏执。

【阐释】

吴鞠通论伏暑条文虽不多，但切合实用，条分缕析，是很值得学习与研究的，其特点之一，是讲究实际。本条指出，伏暑、暑温、湿温，证本一源，只是发病季节及湿热偏重不同而已，故可前后互参，不可偏执。这是很有价值的，是完全符合辨证施治精神的看法。

## 湿温　寒湿

上焦篇讲湿温与寒湿，以前者为主，后者为辅。湿邪为病，多侵犯中焦脾胃，故在本篇讲得较为简单。本篇讲湿温，一是讲湿温初起证治，二是讲湿温邪入心包证治，即病在上焦的证治内容。

【原文】

四十三、头痛恶寒，身重疼痛，舌白不渴，脉弦细而濡，面色淡黄，胸闷不饥，午后身热，状若阴虚，病难速已，名曰湿温。汗之则神昏耳聋，甚则目瞑不欲言，下之则洞泄，润之则病深不解，长夏深秋冬日同法，三仁汤主之。

【阐释】

头痛恶寒，身重疼痛，舌白不渴，脉弦细而濡，面色淡黄，胸闷不饥，午后身热等症，为湿温初起的主要表现。湿温病何以“午后发热，状若阴虚”呢？吴氏说：“湿为阴邪，阴邪自旺于阴分，故与阴虚同一午后身热也”。除湿温见午后身热外，另有阳明腑实及阴虚火旺亦见之，这是需要鉴别的。原文指出湿温“病难速已”，这是因为“湿为阴邪，自长夏而来，其来有渐，且其性氤氲粘腻，非若寒邪之一汗而解，温热之一凉则退，故难速已。”当然，寒邪亦未必一汗而解；温热亦未必一凉则退。这仅是比较而言。

至于湿温的治疗，这里提出了“三禁”：禁汗、下、润。其中误汗、误下会伤正，不是伤阴，便是伤阳。而神昏耳聋、目瞑不欲言，或洞泄等症，多为正气损伤，阴阳不济所致。而误用阴润之品，“二阴相合，同气相求，遂有锢结而不可解之势”，故曰“润之则病深不解”。治湿温不可性急，古人总结一字曰“守”，即守法守方，不能图其汗、下之快。



吴氏又指出：“湿温较诸温，病势虽缓而实重，上焦最少，病势不甚显张，中焦病最多，详见中焦篇，以湿为阴邪故也，当于中焦求之”。吴氏在这里出三仁汤（杏仁、飞滑石、白通草、白蔻仁、竹叶、厚朴、生薏仁、半夏），为治湿温初起之方，他认为“惟以三仁汤轻开上焦肺气，盖肺主一身之气，气化则湿亦化也”。

三仁汤宣气化湿，是为清淡之剂，方中惟有厚朴与白蔻为要药。此方用于临床，只要用之得当，可有不可思议的良好效果。三仁汤除用于脾胃病变为主的湿温病外，用于尿路感染效果也很好。我又曾治一原因不明的长期发热病人，始终用三仁汤为主，发热渐退，病情好转。而在治疗过程中，我们有时略加益气或养阴之品，热度就会上升，病情因此反复，这是很值得思考的。此外，以我的经验，某些肝胆疾患用大、小柴胡汤不能见效或不能耐受的，也可以用三仁汤，且疗效多较满意。根据病情，三仁汤有时可配甘露消毒丹同用。

三仁汤调畅气机，通利小便，是一张治湿病的良方。

经查三仁汤方来自《临证指南医案》湿门第十案张妪案。

【原文】

四十四、湿温邪入心包，神昏肢逆，清宫汤去莲心、麦冬，加银花、赤小豆皮，煎送至宝丹，或紫雪丹亦可。

【阐释】

湿温邪入心包，而见神昏肢厥的，治疗用清宫汤去莲心、麦冬等过于凉润之药，加金银花、赤小豆皮等清化之品。同时也可服用至宝丹或紫雪丹。我认为，金银花用于湿温也不太相宜，似不加为好。

【原文】

四十五、湿温喉阻咽痛，银翘马勃散主之。

【阐释】

湿温咽喉肿痛，用银翘马勃散（连翘、牛蒡子、金银花、射干、马勃）以清热利咽，是正治之法，毋庸详述。银翘马勃散亦来自《临证指南医案》湿门第六案周案，原案有金汁。

【原文】

四十六、太阴湿温，气分痹郁而哕者，宣痹汤主之。

【阐释】

太阴湿温出现打呃，为“上焦清阳膹郁”所致。“治法故以轻宣肺痹为主”，用宣痹汤（枇杷叶、郁金、射干、白通草、香豆豉）。宣痹汤治上焦气郁所致的打呃较有效验，在当时可能是一张经验方。方中枇杷叶主要用于降逆而不是宣肺。

哕有多种成因，治法亦随之各异。中焦气机不畅可以致哕，治疗以调畅气机为主，偏热的用橘皮竹茹汤，虚寒的用丁香柿蒂汤。哕而腹满，二便不利的，利其二便，其哕自止。危重病过程中出现哕，常是恶兆，当治其本病，而勿只治哕。

【原文】

四十七、太阴湿温喘促者，千金苇茎汤加杏仁、滑石主之。

【阐释】

本条讲湿温见喘促(痰多),用苇茎汤(苇茎、薏苡仁、桃仁、冬瓜仁)加味治疗。其实本条所述常是湿温兼夹痰饮病时的情况。素有老慢支或支扩的患者,患湿温时常可见到上述的兼夹证。

【原文】

四十九、寒湿伤阳,形寒脉缓,舌淡或白滑,不渴,经络拘束,桂枝姜附汤主之。

【阐释】

本条证治方药亦取自于叶天士《临证指南医案》。形寒脉缓,舌白不渴,经络拘束,拟是暑月风湿病所致,吴氏谓之寒湿。方用桂枝姜附汤(桂枝、干姜、白术、熟附子),以姜附温中散寒,白术燥湿,桂枝通行表阳,祛风通络。本方似由桂枝附子汤变化而来,方中未用甘草,疑是恐其碍湿之故。本证用桂枝姜附汤的服法与治急性发热初起的银翘散的服法,大为不同,务请注意。病情不同,处方不同,煎服法亦应不同,对此就很少有人讲究,《温病条辨》在这点上也给了我们很好的启发。



## 温　疟

疟疾热型为寒热往来,若但热不寒,则称温疟。需说明的是,吴鞠通所说疟疾,还应包括类疟性疾病在内。

【原文】

五十、骨节疼烦,时呕,其脉如平,但热不寒,名曰温疟,白虎加桂枝汤主之。

【阐释】

本条由《金匮要略》疟病篇脱化而来。骨节疼烦之“烦”,不是指烦心。所谓疼烦,即疼之甚也。骨节疼烦,即骨节疼痛颇甚,自觉无安放之处。时有呕吐,当用半夏、生姜,这里何以不用呢?因桂枝本有降冲逆作用,故桂枝汤证可有呕逆之证。但热不寒,提示热象较重。既有发热,怎么会“其脉如平”呢?我看可以这样理解,疟疾脉当弦，但现在脉未见弦，与其他疾病的脉象无大差别，故为其脉如平。综合本条证候为外有表寒，内有热邪，故用白虎清热，加桂枝解表，服药后以得汗为佳，故吴氏说："得汗而知，不知再服，知后仍服一剂，中病即已。"

【原文】

五十一、但热不寒，或微寒多热，舌干口渴，此乃阴气先伤，阳气独发，名曰瘅疟，五汁饮主之。

【阐释】

本条亦由《金匮要略》原文变化而来。如因人体阴气先伤，阳气独发，而见但热不寒，舌干口渴的，称为瘅疟，较之温疟为重。治疗用五汁饮。其法亦从《金匮》发展而来。《金匮》指出治疟当"以饮食消息止之"。其所饮当为甘凉养胃之物。但事实上仅用五汁饮治疟疾当然是不够的。值此所用五汁饮的巧妙之处，在于它的加减法。吴氏指出："此甘寒救胃阴之方也。欲清表热，则加竹叶、连翘；欲泻阳明独胜之热，而保肺之化源，则加知母（知母为治疟良药，可与草果相配，草果治太阴独胜之寒，知母泻阳明独胜之热——引者注），欲救阴血，则加生地、玄参；欲宣肺气，则加杏仁；欲行三焦开邪出路，则加滑石。"

【原文】

五十二、舌白渴饮，咳嗽频仍，寒从背起，伏暑所致，名曰肺疟，杏仁汤主之。

【阐释】

本证为疟疾较轻，但咳嗽较剧，病非发于疟疾流行之季，而发于深秋或冬月（从"伏暑所致"可知），其病名为肺疟。治疗用杏仁汤（杏仁、黄芩、连翘、滑石、桑叶、茯苓块、白蔻皮、梨皮）。本条证治亦来源于叶案（《临证指南医案》疟门第五十七案某案及第二案施氏）。

吴鞠通在本条自注中指出："肺疟，疟之至浅者。肺疟虽云易解，稍缓则深，最忌用治疟刻板俗例之小柴胡汤，盖肺去少阳半表半里之界尚远，不得引邪深入也，故以杏仁汤轻宣肺气，无使邪聚则愈。”本条“朱评”说：“仆尝以此方治人，一、二剂辄效”。可见杏仁汤是一张经得起临床验证的有效良方。

【原文】

五十三、热多昏狂，谵语烦渴，舌赤中黄，脉弱而数，名曰心疟，加减银翘散主之；兼秽，舌浊口气重者，安宫牛黄丸主之。

【阐释】

所谓心疟，即疟疾而又见热入心营之证，如本条所述热多、昏狂、谵语、烦渴、舌赤等。脉弱而数，提示心营受损。治疗用加减银翘散（金银花、连翘、玄参、麦冬、犀角、竹叶）。如病兼有秽浊之气的，可用安宫牛黄丸。

上述可知，疟疾而见心营之证，治疗与风温等相似。

## 秋　燥

秋燥病多不重，秋燥而偏于热者为温燥，偏于寒者为凉燥。发病于秋分前的多温燥，发病于秋分后的多凉燥。燥以内燥为多，外燥为少。《内经》少秋感于燥一条，亦是有些道理的。但既讲其秋燥，总有其特点，一是燥邪以伤肺津为主，肺为燥金之脏，同气相求；二是既是燥病，治疗不外用润药。这是秋燥证治的两大要点。又，本书秋燥一节也包括某些杂病在内。



【原文】

五十四、秋感燥气，右脉数大，伤手太阴气分者，桑杏汤主之。

【阐释】

秋时感受燥邪，肺经阴津损伤，用桑杏汤（桑叶、杏仁、沙参、象贝、香豉、栀皮、梨皮）清其肺经燥热，滋润肺之阴液，证治甚为合拍。

【原文】

五十五、感燥而咳者，桑菊饮主之。

【阐释】

感受燥邪而咳嗽少痰的，用桑菊饮治疗。

【原文】

五十六、燥伤肺胃阴分,或热或咳者,沙参麦冬汤主之。

【阐释】

吴氏指出:“此条较上二条,则病深一层矣,故以甘寒救其津液。”无论何时,凡见干咳无痰,肺胃阴伤的,用沙参麦冬汤(沙参、玉竹、生甘草、冬桑叶、麦冬、生扁豆、天花粉)治疗多有效。

【原文】

五十七、燥气化火,清窍不利者,翘荷汤主之。

【阐释】

何为清窍不利,即吴鞠通自注中说的“耳鸣目赤,龈胀咽痛之类”,盖由燥气化火所致,治疗用翘荷汤(薄荷、连翘、生甘草、黑山栀、桔梗、绿豆皮)以清上焦气分之燥热。

【原文】

五十八、诸气膹郁、诸痿喘呕之因于燥者,喻氏清燥救肺汤主之。



【阐释】

诸气膹郁者,如气喘、呕逆是也。《内经》指出:“诸气膹郁,皆属于肺”。如诸痿喘呕之因属燥邪伤肺的,治疗可用喻嘉言的清燥救肺汤(石膏、甘草、霜桑叶、人参、杏仁、胡麻仁、阿胶、麦冬、枇杷叶)。

如见皮毛干枯,因其肺主皮毛,也可用清燥救肺汤治疗。表卫有热,疏解其表即所以清其肺;肺有邪热,清宣其肺即所以解其表。

我曾用清燥救肺汤治 无汗症。其人素无汗出,舌有少裂,小便量多,迭治无效,施于清燥救肺汤加怀山药有效。无汗症似有家族性,患者弟弟亦是无汗症,见兄服药有效,自取上药服用,结果亦有效。值得说明的是,我也有用上方治无汗症而失败的教训。为何有的有效,有的无效,其所以然值得深究。

## 补秋燥胜气论

【原文】

一、秋燥之气,轻则为燥,重则为寒,化气为湿,复气为火。

【阐释】

就阴阳属性而言，燥为阴邪，而非阳邪。秋燥之气，轻者为燥，重则为寒。所谓“化气为湿”，即是燥与湿可以兼夹，可以互化，如上燥下湿，上湿下燥，脾湿肺燥，肺湿脾燥等，在临床上时有可见。人体气化失司，津燥与湿聚可同时出现。犹如下水道不通，有积水之处，也有无水之所。所谓“复气为火”，即燥甚火来克之，五行学说中火克燥是也。

本条是对燥的总的看法。

【原文】

二、燥伤本脏，头微痛，恶寒，咳嗽稀痰，鼻塞，嗌塞，脉弦，无汗，杏苏散主之。

【阐释】

燥伤本脏，本脏是肺。燥邪侵犯肺卫，可见头微痛，恶寒，咳嗽稀痰，鼻塞，咽喉不舒，脉弦，无汗等，是为凉燥初起的证候，治疗可用杏苏散(苏叶、半夏、茯苓、前胡、苦桔梗、枳壳、甘草、生姜、大枣、橘皮、杏仁)。本方为二陈汤加味，治凉燥初起见咳嗽稀痰甚为合宜。



【原文】

三、伤燥，如伤寒太阳证，有汗，不咳，不呕，不痛者，桂枝汤小和之。

【阐释】

本条亦为凉燥，初起如见桂枝汤证的，当可用桂枝汤治疗，其剂量可略小些。

【原文】

四、燥金司令，头痛，身寒热，胸胁痛，甚则疝瘕痛者，桂枝柴胡各半汤加吴萸、楝子、茴香、木香汤主之。

【阐释】

本证实为杂病，既有表证，又有肝气，故用桂枝柴胡各半汤(桂枝、柴胡、黄芩、半夏、人参、白芍、炙甘草、生姜、大枣)；其证甚者疝瘕痛，故另加吴茱萸、川楝子、茴香、木香之理气治疝之品。为何把这一病证归于秋燥范围呢？因其发病为秋令时季。燥金司令，认为肝经诸证由“金胜克木”所致，这显然是受五行理论的影响。另一原因，可能是吴鞠通欲将叶案中一切有效的证治方药都整理出来，故想方设法给予大体归类，考本条也出自叶案(《临证指南医案》)。

【原文】

五、燥淫传入中焦，脉短而濇，无表证，无下证，胸痛，腹胁胀痛，或呕，或泄，苦温甘辛以和之。

【阐释】

本条证候较为零乱，且苦温甘辛亦不知究以何药为宜。吴氏自注也说：“病情有定，病势无定，故但出法而不立方，学者随证化裁可也。”这还是较为实际的。

【原文】

六、阳明燥证，里实而坚，未从热化，下之以苦温；已从热化，下之以苦寒。

【阐释】

燥证而出现中焦阳明腑实的，未从热化可用苦温攻下之药，如天台乌药散(乌药、木香、小茴香、良姜、青皮、川楝子、巴豆、槟榔)加巴豆霜之类；已从热化可用苦寒攻下之剂，如三承气之类。

【原文】

七、燥气延入下焦，搏于血分，而成癥者，无论男妇，化癥回生丹主之。

【阐释】

燥气搏于血分，于下焦少腹部结块。下焦少腹为肝经所过之处，故亦属燥胜克木之病。其病无论男女，用化癥回生丹(方中药物三十余味)治疗。该方实由鳖甲煎丸衍化而来，是治腹中结块的验方。吴鞠通专列本方所治病证十四种，尤以妇科瘀血病证为多。

【原文】

八、燥气久伏下焦，不与血搏，老年八脉空虚，不可与化癥回生丹，复亨丹主之。

【阐释】

本条与上条对比而论，燥气未与血搏，且老年八脉空虚，虽有下焦少腹积块之症，不可用化瘀破结消癥之化癥回生丹，而应用温阳通利之复亨丹（倭硫黄、鹿茸、枸杞子、人参、茯苓、苁蓉、安南桂、全当归、茴香、川椒炭、萆薢、炙龟甲）。

吴氏指出复亨丹为“苦温甘辛法”，但与本论第五条所说的“苦温甘辛以和之”似有不同，因其一为中焦病，一为下焦病。

上两条实为杂病。

## 上焦篇小结

本篇首揭温病有九种，即：风温、温热、温疫、温毒、暑温、湿温、秋燥、冬温、温疟。约而言之：风温、温热、秋燥、冬温，以时令而定名。暑温与湿温，发病时节虽同，以症状之不同而异其名。也就是说暑温即暑病之偏于热，湿温即暑病之偏于湿。温病之秽浊较重且流行剧烈者，可以称为温疫。温毒、温疟则有特殊病征。

1. 本篇以风温、温热、温疫、冬温归作一类论治。

卫分证治：

(1) 初起恶风寒——疏散表邪

(2) 但热不恶寒而渴——辛凉平剂银翘散

(3) 但咳身不甚热，微渴——辛凉轻剂桑菊饮

气分证治：

(4) 渴甚大汗恶热，脉浮洪，舌黄——辛凉重剂白虎汤

(5) 心烦懊憹，舌微黄——栀子豉汤

(6) 汗涌鼻煽，脉散——白虎加人参汤

(7) 吐白沫黏滞不快——甘寒救液雪梨浆、五汁饮

营血分证治：

(8) 热入营血，舌绛而干，反不渴——清营汤去黄连

(9) 气血两燔——玉女煎去牛膝加玄参

(10) 血从上溢，清络育阴——犀角地黄汤合银翘散

(11) 发斑——化斑汤；发疹——银翘散去豆豉加细生地、大青叶、丹皮、玄参

(12) 热入心包，神昏谵语，舌謇肢厥等证——清宫汤、牛黄丸、紫雪丹、至宝丹

2. 温毒以疏散风热为主，内服以普济消毒饮加减，外敷用水仙膏、三黄二香散。

3. 暑温、湿温可归入一类，并附伏暑。论治则三者同中有异，但须前后互参，不可偏执。分述如下：

概而论之，暑兼湿热，偏于暑之热者为暑热；偏于暑之湿者为湿温；长夏受病，过夏而发者，名曰伏暑。

卫分证治：

(1) 暑温邪在表无汗——新加香薷饮

(2) 暑温多汗，烦渴而喘——白虎汤，白虎加人参汤

暑温兼湿——白虎加苍术汤

(3) 汗多，脉散大，喘喝欲脱——生脉散

(4) 暑温余邪不解——清络饮

(5) 干咳无痰——清络饮加润肺药

(6) 咳嗽多痰，不甚渴，温肺祛湿——小半夏加茯苓汤加味

(7) 暑瘵吐血，舌淡不渴，清络利湿——清络饮加杏仁薏仁滑石汤

营血分证治：

(8) 热入营分——清营汤

(9) 热入心包——牛黄丸、紫雪丹

(10) 小儿暑痫——清营汤

大人暑痫——清营汤加熄风药

(11) 伏暑初起，首先分表实表虚论治(无汗与有汗)。其次分邪在气分与血分(舌白与舌赤)。治法即从银翘散、白虎汤二方加减。

另：湿温初起用三仁汤轻清开肺，芳香化湿，甘淡渗湿，上下分消；蒙蔽心包，清宫汤去滋腻药加至宝丹。

4. 温疟可归入疟疾范围，多属杂病，故从省略。

5. 秋燥为秋令新感引起的一种疾患，其特征为伤肺。本篇在初起时用桑菊饮或桑杏汤清宣气机，兼润其燥；进一步则润肺救阴，如沙参麦冬汤、清燥救肺汤即是此意。

# 中 焦 篇

中焦病并非全由上焦传来，有病始即是中焦病的，所谓“直趋中道”。也有病始即为下焦病的。这与《伤寒论》的“传经”、“直中”，道理是一样的。

## 风温　温热　温疫　温毒　冬温



【原文】

一、面目俱赤，语声重浊，呼吸俱粗，大便闭，小便涩，舌苔老黄，甚则黑有芒刺，但恶热，不恶寒，日晡益甚者，传至中焦，阳明温病也。脉浮洪躁甚者，白虎汤主之；脉沉数有力，甚则脉体反小而实者，大承气汤主之。暑温、湿温、温疟，不在此例。

【阐释】

中焦阳明温病，可见面目俱赤，语声重浊，呼吸俱粗，大便闭结，小便涩赤，舌苔老黄，甚则黑有芒刺，但热不恶寒，日晡之时发热更甚等症，亦即大热大实之证。这里对阳明病的描述比《伤寒论》来得更为具体、清楚。在上述诸证的基础上，如见“脉浮洪躁甚”的，提示邪气近表，热势向外，治疗可随其所在，用白虎汤辛寒清热；如见“脉沉数有力，甚则脉体反小而实”的（“脉体反小而实”是对《伤寒论》阳明腑实之“脉沉迟”的极好注脚），提示病纯在里，已成热结，治疗应下夺为主，用大承气汤苦寒泄热。

暑温、湿温、温疟,不在此例。

【原文】

二、阳明温病,脉浮而促者,减味竹叶石膏汤主之。

【阐释】

本条出自叶案。脉浮而促,其"脉促,谓数而时止,如趋者遇急,忽一蹶然,其势甚急"。析其描述,似心脏有病变,如心肌炎等。治疗用减味竹叶石膏汤,即竹叶、石膏、麦冬、甘草。

【原文】

三、阳明温病,诸证悉有而微,脉不浮者,小承气汤微和之。

【阐释】

温病而见中焦阳明热结诸症(见第一条所述),但症情较轻,脉不浮而沉者,当用承气汤。因其诸症较轻,故用小承气汤通和胃气即可,而不必用大承气汤。本条与第一条对照看,可悟出大、小承气汤的不同运用。

【原文】

四、阳明温病,汗多谵语,舌苔老黄而干者,宜小承气汤。

【阐释】

阳明温病,见汗多谵语,舌苔老黄而干的,亦可用小承气汤。谵语因结粪所致,根据热结程度可选用大、小承气汤。在这里我们切不可理解为谵语只宜用小承气,而不宜用其他承气汤。

【原文】

五、阳明温病,无汗,小便不利,谵语者,先与牛黄丸;不大便,再与调胃承气汤。

【阐释】

温病见谵语,如因阳明热结所致,当用承气无疑。但也有因邪陷心包所致的,当用"三宝"开窍为先。另外,还有见两者兼而有之的。

吴氏指出本条"无汗而小便不利,则大便未定成硬,谵语之不因燥屎可知,不因燥屎而谵语者,犹系心包络证也,故先与牛黄丸,以开内窍。服牛黄丸,内窍开,大便当下,盖牛黄丸亦有下大便之功能。"可见本条谵语不一定因燥屎所致，故先与牛黄丸，以开窍为主，兼下其腑实。

如服牛黄丸后大便不通的，可再与调胃承气汤。因其时"无汗则外不通，大小便俱闭则内不通，邪之深结于阴可知。故取芒硝之咸寒，大黄、甘草之甘苦寒，不取枳、朴之辛燥也。"用调胃承气而不用大承气的原因，即在于恐"枳、朴之辛燥"。

至于谵语的成因、由来，伤寒与温病有所不同，吴氏在自注中对此做了比较。他说："伤寒之谵语，舍燥屎无他证，一则寒邪不兼秽浊，二则由太阳而阳明；温病谵语，有因燥屎，有因邪陷心包，一则温多兼秽，二则自上焦心肺而来，学者常须察识，不可歧路亡羊也"。

【原文】

六、阳明温病，面目俱赤，肢厥，甚则通体皆厥，不瘈疭，但神昏，不大便，七、八日以外，小便赤，脉沉伏，或并脉亦厥，胸腹满坚，甚则拒按，喜凉饮者，大承气汤主之。



【阐释】

本条见面赤，肢厥，神昏，不大便，小便赤，脉沉伏，胸腹满坚，渴喜凉饮等，实为阳盛于内，格阴于外的"格阴"之证。吴氏指出："此一条须细辨其的是火极似水、热极而厥之证"。热盛之极，反见寒象，诸如"肢厥，甚则通体皆厥"，"脉沉伏，或并脉亦厥"。刘河间也说过："火极反兼水化制之"。河间同时还认为，真热假寒比之内外俱热来，前者热之更甚，病情更重。

见肢体通厥而断其为火极似水，热极而厥为"格阴"证的，其辨析"全在目赤，小便赤，腹满坚、喜凉饮定之"。这是符合临床实际的辨证经验。治疗当需用大承气汤急下热结以存阴液。

【原文】

七、阳明温病，纯利稀水无粪者，谓之热结旁流，调胃承气汤主之。

【阐释】

阳明温病，见纯利稀水而无粪（当然还有腹胀痛，苔黄燥等证），称为热结旁流，用调胃承气汤。热结旁流何以不用大承气而用调胃承气呢？吴氏指出："热结旁流，非气之不通，不用枳、朴，独取芒硝入阴以解热结，反以甘草缓芒硝急趋之性，使之留中解结，不然，结不下而水独行，徒使药性伤人也。"其中提到的甘草有使攻下之药留中解结，即延缓药物在肠中保留时间的作用，是有道理的。小枣汤不用甘草，甘遂、芫花、大戟等峻下逐水药均畏甘草，或许就是因为甘草有"留中"的作用，易使人体因峻泻逐水之药的积累于肠而中毒。

【原文】

八、阳明温病，实热壅塞为哕者，下之。连声哕者，中焦；声断续，时微时甚者，属下焦。

【阐释】

阳明温病属实热壅塞而哕的，治用下法，下之里气得通则打呃自止。究其当用何方下之，则应视其兼证轻重而定。《金匮要略·呕吐哕下利篇》曰："哕而腹满，视其前后，知何部不利，利之即愈。"

辨别打呃的成因，除结合其他症状综合分析外，闻其哕音，亦有助辨证，如哕音连续紧促的，为中焦胃气大实；哕声或断或续，且音低气促的，为下焦病重之兆。

【原文】

九、阳明温病，下利谵语，阳明脉实，或滑疾者，小承气汤主之；脉不实者，牛黄丸主之，紫雪丹亦主下。

【阐释】

阳明下利（热利）而见谵语，其脉滑而疾的，提示实中已有虚象，故不用大承气而用小承气。《伤寒论》也说："阳明病，谵语，发潮热，脉滑而疾者，小承气汤主之。"

下利谵语而脉不实者，提示非阳明邪热所致，而系邪陷心包之证，故治疗不用承气而用牛黄丸或紫雪丹。本条自注中说："本论有脉实、脉滑疾、脉不实之辨，恐心包络之谵语而误以承气下之也，仍主芳香开窍法。"

温病学说认为，神昏谵语的成因不限于阳明腑实，胃肠燥屎，如邪入心包便是常见成因之一。陆九芝则不以为然，认为从来神昏皆属胃家。我们研究《温病条辨》，亦可同时阅读陆九芝的《世补斋医书》，不妨将两者加以比较，看其究竟谁偏谁全，谁是谁非。

【原文】

十、温病三焦俱急，大热大渴，舌燥，脉不浮而躁甚，舌色金黄，痰涎壅甚，不可单行承气者，承气合小陷胸汤主之。

【阐释】

本条为承气合小陷胸汤（生大黄、厚朴、枳实、半夏、瓜蒌、黄连）证治，很切合临床实用。吴氏指出："三焦俱急，谓上焦未清，已入中焦阳明，大热大渴，脉躁苔焦阳上燥烈，煎熬肾水，不下则阴液立见消亡，下则引上焦余邪陷入，恐成结胸之证，故以小陷胸合承气汤，涤三焦之邪，一齐俱出，此因病急，故方亦急也，然非审定是证，不可用是方也。"原文指出："三焦俱急"，在我看来，主要是中上二焦俱急，其中痰涎壅甚为上焦证，大热大渴为中焦证，脉舌之象，中、上两焦均可有之。



【原文】

十一、阳明温病，无上焦证，数日不大便，当下之，若其人阴素虚，不可行承气者，增液汤主之。服增液汤已，周十二时观之，若大便不下者，合调胃承气汤微和之。

【阐释】

中焦阳明温病，几天未行大便，当用下法。若见其人阴液素虚，则又不可轻率用承气汤，而应用增液汤以润肠增液通便。如服增液汤后，周观其一昼夜仍不大便的，可用增液合调胃承气汤治疗。本条着重说明用攻下法必须察其正气之虚实。

本方自注指出："此方所以代吴又可承气养荣汤法也。妙在寓泻于补，以补药之体，作泻药之用，既可攻实，又可防虚，余治体虚之温病，与前医误伤津液，不大便、半虚半实之证，专以此法救之，无不应乎而效。"

吴鞠通于增液汤"方论"中说:"温病之不大便,不出热结、液干二者之外。其偏于阳邪炽盛热结之实证,则从承气法矣;其偏于阴亏液涸之半虚半实证,则不可混施承气,故以此法代之,独取玄参为君者,玄参味苦咸微寒,壮水制火,通二便,启肾水上朝于天,其能治液干,固不待言,本经称其主治腹中寒热积聚,其并能解热结可知。麦冬主治心腹结气,伤中伤饱,胃络脉绝,羸瘦短气,亦系能补能润能通之品,故以为之佐。生地亦主寒热积聚,逐血痹,用细者,取其补而不腻,兼能走络也。三者合用,作增水行舟之计,故汤名增液,但非重用不为功。"增液汤用于养阴通便,用量须大,如玄参一两,麦冬八钱,细生地八钱。

【原文】

十二、阳明温病,下后汗出,当复其阴,益胃汤主之。

【阐释】

吴鞠通在本条自注中指出:"温热本伤阴之病,下后邪解汗出,汗亦津液所化,阴液受伤,不待言矣,故云当复其阴。"可见本证为邪解汗出伤阴之证,目前多用于杂病伤阴。益胃汤(沙参、麦冬、细生地、玉竹、冰糖)之"益胃"者,以益胃阴为主,胃阴为后天阴之本。

【原文】

十三、下后无汗脉浮者,银翘汤主之;脉浮洪者,白虎汤主之;脉洪而芤者,白虎加人参汤主之。

【阐释】

下后无汗而见脉浮的,是"下后里气得通,欲作汗而未能,以脉浮验之,知不在里而在表。"治疗可用银翘汤(金银花、连翘、竹叶、生甘草、麦冬、细生地);若脉浮而且洪,为热气炽盛,津液立见消亡,则又非用白虎不可。若脉洪而且芤,为邪热伤气之证,当用白虎加人参汤治疗。

【原文】

十四、下后无汗,脉不浮而数,清燥汤主之。

【阐释】

下后无汗，脉不浮而数，提示病邪未除而津液已伤，治疗“既下之后，又无连下之理，故以清燥法，增水敌火，使不致为灾，一半日后相机易法，即吴又可下后间服缓剂之法也”。

吴氏在本条自注中对吴又可清燥汤用药的批评，似有“议药不议病”之偏。每一药物，均有其特定的治疗作用，用之不当，又均有其一定的副作用，如只说其坏的一面，那就无药可用了。

【原文】

十五、下后数日，热不退，或退不尽，口燥咽干，舌苔干黑，或金黄色，脉沉而有力者，护胃承气汤微和之；脉沉而弱者，增液汤主之。

【阐释】

本条为下后复有可下之证，治疗须区别对待。下后热不退，口燥咽干，舌苔干黑或金黄色，脉实而有力的，用护胃承气汤（生大黄、玄参、细生地、丹皮、知母、麦冬）；脉沉而弱者，就只能用增液汤以养阴通便了。有人对此提出异议，认为“服增液不应，若下证仍可据，当从下法，迟疑亦恐误事。”这亦不无道理。



本条自注中说：“温病下后，邪气已净，必然脉静身凉。邪气不净，有延至数日邪气复聚于胃，须再通其里者，甚至屡下而后净者，诚有如吴又可所云。但正气日虚一日，阴液日耗一日，须加防护其阴，不可稍有鲁莽，是在任其责者临时斟酌尽善耳。吴又可于邪气复聚之证，但主于小承气，本论于此处分别立法。”

护胃承气汤取大黄以攻下，增液汤以养阴，又配知母以清气，丹皮以凉血，药仅六味，配伍甚为得当。

【原文】

十六、阳明温病，下后二、三日，下证复现，脉不甚沉，或沉而无力，止可与增液，不可与承气。

【阐释】

温病下后，复现下证，若见脉不甚沉，或沉而无力的，只可用濡润的增液汤，不可用攻下的承气汤。

本条“汪按”指出：“邪不传不化，传表传里，因势导之。温热之证，有解表之后，邪复聚表；攻里之后，邪复聚里；或解表之后，邪入于里；攻里之后，邪还于表；甚至温疫邪炽，有下至数十次而后愈者，诚如吴氏所云。总要看其邪正虚实，以定清热养阴之进退。大抵滋阴不厌频繁，攻下切须慎重，盖下后虚邪，与未下实邪不同。攻下稍缓，断无大害；元气一败，无可挽回也。邪少正虚，但与滋阴，便可涤邪，增液、益胃之属酌用；邪虚两停，滋阴之中，略佐涤邪，护胃承气主之；即邪炽正未虚者，亦以增液为主；燥结甚者，间服增液承气，约小其制，方合下后治法。”“汪按”内容是上述复现下证的大体总结。

【原文】

十七、阳明温病，下之不通，其证有五：应下失下，正虚不能运药，不运药者死，新加黄龙汤主之。喘促不宁，痰涎壅滞，右寸实大，肺气不降者，宣白承气汤主之。左尺牢坚，小便赤痛，时烦渴甚，导赤承气汤主之。邪闭心包，神昏舌短，内窍不通，饮不解渴者，牛黄承气汤主之。津液不足，无水舟停者，间服增液，再不下者，增液承气汤主之。

【阐释】

中焦阳明温病，用攻下法而不通的，大体有以下五种情况：第一，有应下之证而未予及时用下，以致邪实伤正，正虚不能运药的，用新加黄龙汤。方中人参、增液等药的扶助正气，是为了能使大黄、芒硝等攻下之品发挥祛邪作用，即这里的扶正为了祛邪，亦即为“正虚不能运药”而设，扶正为了运药。第二，既有中焦热结，又见痰热壅肺之证，可用宣白承气汤（生石膏、生大黄、杏仁粉、瓜蒌皮），肺与大肠并治。第三，非但大便不通，小便短涩赤痛，可用导赤承气汤（赤芍、细生地、生大黄、黄连、黄柏、芒硝），大肠与小肠并治。第四，既有阳明热结之证，又有热入心包之象，可用牛黄承气汤（安宫牛黄丸二粒，化开，调生大黄末三钱，先服一半，不知再服）开心包之闭，下阳明之实。第五，津液不足，无水行舟，服增液而不下的，可用增液承气汤，养津液，攻邪实。

本条自注中说："经谓下不通者死，盖下而至于不通，其为危险可知，不忍因其危险难治而遂弃之。"吴氏这种知难而进的精神是十分可取的。

本条自注的内容，对温病下之不通的上述五种证治做了进一步阐发，归纳如下：

新加黄龙汤，"此邪正合治法也"。其证因正虚不能运药，正气既虚，邪气复实，勉拟黄龙法，以人参补正，以大黄、芒硝逐邪，以增液汤养阴，扶正为了达邪。

宣白承气汤，"此脏腑合治法也"。其证因肺气不降而里证又实，见喘促不宁，右寸之肺候肺，故右寸实大，方中杏仁、石膏清宣肺气，大黄通腑泄热。肺与大肠为表里，可同病亦可同治。

导赤承气汤，"此二肠同治法"。其证因火腑不通，左尺必现牢坚之脉，小肠热盛，下注膀胱，小便必涓滴色赤且痛。方以导赤去淡通之阳药（木通、竹叶），加连、柏之苦通腑（小肠），大黄、芒硝承胃气而通大肠，故称"二肠同治法"。



牛黄承气汤，"此二少阴合治法也"。其证因邪闭心包，内窍不通。且舌短神昏，闭已甚矣。饮不解渴，消亦甚矣。此急而又急，立刻有闭脱之虞。又阳明大实不通，有消亡肾液之虞。其势不可少缓须臾，则以牛黄丸开手少阴之闭，以大黄急泻阳明，以救足少阴之消，故谓"二少阴合治法"。急证用药亦急，重证用药亦重，本方用牛黄丸二粒，生大黄粉三钱，其剂量和服法均体现了急与重。

增液承气汤，"此一腑中气血合治法也"。其证因阳明太热，津液枯燥，水不足以行舟，而燥粪不下的，非用增液汤不可。服增液后，法当自下，其或脏燥太甚之人，意有不下的，故以增液合大黄、芒硝，缓缓与服。

**【原文】**

十八、下后虚烦不眠，心中懊侬，甚至反复颠倒，栀子豉汤主之；若少气者，加甘草；若呕者，加姜汁。

【阐释】

本条精神与《伤寒论》相似，下后虚烦不眠，心中懊侬，治用栀子豉汤；若有气虚之象的，治用栀子豉加甘草汤；若见呕吐的，治用栀子豉加姜汁汤。

【原文】

十九、阳明温病，干呕口苦而渴，尚未可下者，黄连黄芩汤主之。不渴而舌滑者，属湿温。

【阐释】

阳明温病，见干呕口苦而渴，但无承气汤证及白虎汤证，故用黄连黄芩汤（黄芩、黄连、郁金、香豆豉）以清热化浊。黄连黄芩汤意为栀子豉汤合芩、连，何以不用栀子而用郁金呢？这是因为证见干呕，而栀子有“引吐”作用，故不能用。

【原文】

二十、阳明温病，舌黄燥，肉色绛，不渴者，邪在血分，清营汤主之。若滑者，不可与也，当于湿温中求之。

【阐释】

本条为中焦营血分证治。阳明温病，见舌苔黄燥，舌质红绛，不口渴的，为邪入营血之证，治用清营汤。若舌苔滑腻而不是黄燥的，属湿温（舌绛苔滑腻为湿遏热伏），不可用清营汤（尤其犀角、玄参等），而可用开湿泄热法，所谓“当从湿温中求之”。

本条自注中说：“温病传里，理当渴甚，今反不渴者，以邪气深入血分，格阴于外，上潮于口，故反不渴也。曾过气分，故苔黄而燥。邪居血分，故舌之肉色绛也。若舌苔白腻、灰滑、淡黄而滑，不渴者，乃湿气蒸腾之象，不得用清营柔以济柔也。”这里说明，邪入营血，口反不渴，但舌绛而口不渴者也并非均属营血之证，当排除湿浊内蕴的可能。其鉴别之处，以舌苔为主要依据。

上述自注中提到“格阴于外”，这是什么意思呢。平时我们常提到阴盛格阳，阳盛格阴，但以前者为较熟悉，后者为较陌生。“格阴”一词，《简明中医辞典》也未予收入。

所谓"阴盛格阳",《简明中医辞典》解释说:"简称格阳。指体内阴寒过盛,阳气被拒于外,出现内真寒外假热的证候。临床常见某些寒证,因阴寒过盛于内,反而外见浮热,口渴、手足躁动不安,脉洪大等假热症状。但病人身虽热,却反而喜盖衣被;口虽渴而饮水不多,喜热饮或漱水而不欲饮;手足躁动,但神态清楚;脉虽洪大,但按之无力。"这样的解释基本是正确的,但我觉得其中也有值得商榷的地方。如"漱水而不欲饮"一症,与口渴不欲饮不同,前者根本就不渴,只是口中有黏腻之感,常用水漱漱口而已,为瘀血内阻之象,而非阴盛格阳之证。尤在泾说:"瘀阻之处,必有郁热,故口燥欲漱水。但病在血分,所以燥而不欲咽。"中医辞典将漱水而不欲饮一症写在"阴盛格阳"条中,想必也是有其出处的,但总与临床不相符合。

至于格阴证,临床上并不比格阳证少见。格阴证的临床表现是,虽见一派热象,但肢厥、体厥、脉伏,一般见口渴,也有不口渴的,如邪热入营便是。



关于口渴的辨证一般有以下一些情况:

寒证或湿证,口不渴,或稍喜热饮。其喜热饮者,并非因为渴,而因为寒,以热饮温和寒意。热病,多见口渴,但应辨其卫、气、营、血的不同。热在卫分,稍有口渴;热在气分,口渴,喜冷饮;热入营血,口虽干燥,但不欲饮,或不多饮。

痰饮证,口干不欲饮。饮邪内阻,津液不布而口干,但总为痰饮之病,饮之不舒,甚或作吐,故又不欲饮。

瘀血证,但欲漱水不欲嚥(咽)。口中自觉黏腻不和,常喜以水漱口而不欲咽下。

格阴、格阳,是阳盛格阴、阴盛格阳的简称,亦即热极似寒、寒极似热之证,所以又称为真热假寒、真寒假热。其着眼点不在"格"字,而在"极"字。其热、寒,均非一般的热与寒,而是极热与极寒。刘河间有鉴于此:"微则当本化,甚则反兼已之化。"这是经验之谈。

《伤寒论》第十一条曰:"病人身大热,反欲得衣者,热在皮肤,寒在骨髓也。身大寒,反不欲近衣者,寒在皮肤,热在骨髓也。"本条各有解释，难求一致。在我看来，大者，言其盛也；皮肤，言其浅也；骨髓，言其深也。本条为真寒假热、真热假寒之证。这种危重证候，其诊治须十分慎重，一旦误治，祸即旋踵。

联系本书中焦篇第六条，为火极似水之证，既见一派热结之证，又见肢厥、脉厥、体厥之象，只有细辨确诊，方可用大承气攻下，吴氏一再叮咛，以防误治。“危微之辨，学者其审之”。

吴又可《瘟疫论》中有一医案，即一卖卜为生的患者，患时疫里热极盛，同时见通体皆厥，他医误认其为阴证，用附子理中汤。吴又可“以脉相参，表里互较”，认为“此阳证之最者，下证悉具，但嫌下之晚耳”。指出：“因内热之极，气道壅闭，乃至六脉如无，此脉厥也。阳郁则四肢厥逆，若素禀肥盛，尤以壅闭，今亢阳已极，以至通身冰冷，此体厥也。”遂急投大承气汤，嘱其缓缓下之。从这一寒热易混、真假难辨的重危医案，我们可以看出，之所以误诊误治，主要是因执其一端，不做具体的、全面的分析。而吴又可“以脉相参，表里互较”，做深入细致的全面分析，虽急投大承气汤，但嘱其“缓缓下之”，于此可见其辨证施治的全面与仔细。

【原文】

二十一、阳明斑者，化斑汤主之。

【阐释】

本条为气血两燔证治，于上焦篇中已讲述过。

【原文】

二十二、阳明温病，下后疹续出者，银翘散去豆豉，加细生地、大青叶、元参、丹皮汤主之。

【阐释】

温病通下之后，见斑疹续出的，治以清热凉血解毒为主，方用银翘散去过于发散的豆豉，加清热凉血之生地、大青叶、玄参、丹皮。

【原文】

二十三、斑疹，用升提则衄，或厥，或呛咳，或昏痉，用壅补则瞀乱。

【阐释】

本条自注说："此治斑疹之禁也。斑疹之邪在血络，只喜清宣凉解。若用柴胡、升麻辛温之品，直升少阳，使热血上循清道则衄；过升则下竭，下竭者必上厥；肺为华盖，受热毒之熏蒸则呛咳；心位正阳，受升提之摧迫则昏痉。至若壅补，使邪无出路，络道比经道最细，诸疮痛痒，皆属于心，既不得外出，其势必返而归于心，不瞀乱得乎？"这里有两点值得提出：其一，柴胡、升麻并非辛温之品，而是苦寒之药，其性透发，而不是"直升少阳"。柴胡、升麻只有与党参、黄芪等补气之药配合应用时才有升提作用。可见吴氏对柴胡、升麻确有偏见。其二，病发斑疹，固然切忌壅补，但不是绝对不能用补药。如因正气不足而斑疹透而复陷之证，只要配伍得当（如与升发之药同用），还是可以选用的，所谓扶正托邪，使正气充足，邪从斑疹而透。

【原文】



二十四、斑疹阳明证悉具，外出不快，内壅特甚者，调胃承气汤微和之，得通则已，不可令大泄，大泄则内陷。

【阐释】

病发斑疹，同时又见阳明腑实不通的，同样可以通大便，用调胃承气汤缓下之。服药后得通则已，万不可过于攻下而令其大泄。大泄则斑疹容易内陷而致变。

本条自注说："此斑疹下法，微有不同也。斑疹虽宜宣泄，但不可太过，令其内陷。斑疹虽忌升提，亦畏内陷。方用调胃承气者，避枳朴之温燥，取芒硝之入阴，甘草败毒缓中也"。可见斑疹用下，宜轻法缓下，三承气中，唯以调胃承气为妥。

【原文】

二十七、阳明温病，不甚渴，腹不满，无汗，小便不利，心中懊憹者，必发黄，黄者栀子柏皮汤主之。

二十八、阳明温病，无汗，或但头汗出，身无汗，渴欲饮水，腹满，舌燥黄，小便不利者，必发黄，茵陈蒿汤主之。

【阐释】

上两条为温病发黄证治。无汗而小便不利者，热邪不得发越，湿邪不得下渗，湿热互结发黄。发黄而见心中懊侬的，可用栀子柏皮汤（山栀、黄柏、生甘草），方中栀子清热除烦，黄柏清热燥湿，且二药均有退黄作用，生甘草亦有清热利湿作用。发黄而见渴欲饮水、腹满舌燥黄的，提示“胃家已实而黄不得退，热不得越，无出表之理，故从事于下趋大小便也”。方用茵陈蒿汤（茵陈蒿、栀子、生大黄）。方中茵陈、栀子清热利湿退黄，生大黄除实热而减腹满，作为佐药。本方“以利小便为度”。

【原文】

二十九、阳明温病，无汗，实证未剧，不可下，小便不利者，甘苦合化，冬地三黄汤主之。

【阐释】

本文重点是小便不利。吴氏在自注中说：“大凡小便不通，有责之膀胱不开者，有责之上游结热者，有责之肺气不化者。温热之小便不通，无膀胱不开证，皆上游（指小肠）热结，与肺气不化而然也。小肠火腑，故以三黄苦药通之；热结则液干，故以甘寒润之；金受火刑，化气维艰，故倍用冬、地以化之。”意思是说，温病小便不通的原因，以小肠热结与肺气不化为多见，故其治疗一方面用苦寒清热，一方面又须用甘寒润之，即所谓“甘苦合化”。叶霖对本条作了较好的解释，他说：“小便不利而渴者，热在膀胱，法当淡渗；小便不利而不渴者，热在下焦，清当苦寒；屡经汗下者，小便不利，阴已竭也，法当育阴，则渗利苦燥，又非所宜矣。”

冬地三黄汤（麦冬、黄连、苇根汁、玄参、黄柏、银花露、细生地、黄芩、生甘草），以三黄清热，冬地甘润，其虽为小便不利而设，但方中无一利小便之药，以冀邪热得清，阴伤得救，小便自利，这正是值得我们取法的地方。

【原文】

三十、温病，小便不利者，淡渗不可与也，忌五苓、八正辈。

【阐释】

本条为渗淡之忌。“热病有余于火，不足于水，惟以滋水泻火为急务，岂可再以淡渗动阳而燥津乎？”吴鞠通批评吴又可说：“奈何吴又可于小便条下，特立猪苓汤，乃去仲景原方之阿胶，反加木通、车前，渗而又渗乎！其治小便血分之桃仁汤中，仍用滑石，不识何解！”这种批评有其合理的一面，但也有“议药不议病”的缺乏分析的一面。

本条与上条应合起来看。

【原文】

三十一、温病燥热，欲解燥者，先滋其干，不可纯用苦寒也，服之反燥甚。

【阐释】

本条为纯用苦寒之禁。温病燥热，治宜先滋其干（燥胜则干），而不可纯用苦寒，恐其“服之反燥甚”。这是很正确的。但是燥热为病，纯用苦寒固然不可，苦寒与甘润合用（甘苦合化）则是可以的，而且较为常用。



【原文】

三十二、阳明温病，下后热退，不可即食，食者必复，周十二时后，缓缓与食，先取清者，勿令饱，饱则必复，复必重也。

【阐释】

本条讲温病愈后防食复。温病将愈之时，不可暴食、饱饮，不可饮滋腻之物，应“缓缓与食，先取清者”，逐步增多，如现在所说的从流质、半流质到普食，有步骤地逐渐增加饮食的质与量。其温病食复的机制，本条自注中说得很明白：“下后虽然热退，余焰尚存，盖无形质之邪，每借有形质者以为依附，必须坚壁清野，勿令即食。”

【原文】

三十三、阳明温病，下后脉静，身不热，舌上津回，十数日不大便，可与益胃、增液辈，断不可再与承气也。下后舌苔未尽退，口微渴，面微赤，脉微数，身微热，日浅者亦与增液辈，日深舌微干者，属下焦复脉法也（方见下焦）。勿轻与承气，轻与者肺燥而咳，脾滑而泄，热反不除，渴反甚也，百日死。

【阐释】

温病下后脉静身凉，舌上津回，而见十数日不大便，是肠液枯涸而致，而非热结在肠，故只能与益胃、增液之类养阴润肠通便，而断然不可复用承气汤以再伤其阴。这一精神与《伤寒论》是相通的。《伤寒论》见大便乍难乍易属燥屎内结的，用大承气汤；而对于大便硬而不通属津液内竭的，则用蜜煎方。上述也可见，伤寒与温病有一脉相承之处。

本条自注中说："下后不大便十数日，甚至二十日，乃肠胃津液受伤之故，不可强责其便，但与复阴，自能便也。"

若见下后苔未尽退，口微渴，面微赤，脉微数，身微热，病情日见减轻的，亦不可轻与承气之辈攻下，而宜用增液之类凉润为主。即便余热未清之象日见加重的，同样不可再下，可用下焦复脉汤法。这是因为"大毒治病，十襄其六，但与存阴退热，断不误事"。当然，如下后邪气复聚，大热大渴，面正赤，脉燥甚，不在此例。



肠燥便秘或余热未清而误用攻下的，必生变证，所谓"勿轻与承气，轻与者肺燥而咳，脾滑而泄，热反不除，渴反甚也，百日死"。"百日死"者，误治后预后不良之谓。

【原文】

三十六、阳明温病，斑疹瘟痘，温疮，温毒，发黄，神昏谵语者，安宫牛黄丸主之。

【阐释】

温病邪入中焦，无论是斑疹、温痘、温疮、温毒或发黄等病，凡见神昏谵语的，均可用安宫牛黄丸。验之于临床，不仅热性病见神志症状可用安宫牛黄丸，就是肝昏迷（发黄）患者，亦适用之。可见，陆九芝之辈竭力反对用开窍药是缺乏临床依据的。

【原文】

三十七、风温、温热、温疫、温毒、冬温之在中焦，阳明病居多；湿温之在中焦，太阴病居多，暑温则各半也。

【阐释】

风温、温热、温疫、温毒、冬温，以热为主，故病入中焦，以阳明病居多。湿温，以湿为主，故病入中焦，以太阴病居多。这是因为热从阳土、湿从阴土的缘故。暑温，暑兼湿热，故病入中焦，阳明太阴“各半也”。上述是中焦温病的原则性区分。

## 暑温　伏暑

【原文】

三十八、脉洪滑，面赤身热头晕，不恶寒，但恶热，舌上黄滑苔，渴欲凉饮，饮不解渴，得水则呕，按之胸下痛，小便短，大便闭者，阳明暑温，水积在胸也，小陷胸汤加枳实主之。

【阐释】

本条为暑温兼痰湿之证，亦即小陷胸加枳实汤证。面赤身热，但热不寒，渴要凉饮，饮不解渴，是为暑热之证。得水则呕，脉洪滑，苔黄滑，小便短，大便闭，是为夹湿夹痰之象。按之胸下痛，提示病位在胸下，或肺或胃，或肺胃兼有。同时说明本证既有无形邪热，又有有形痰湿。见上述诸证，治用小陷胸汤（黄连、瓜蒌、枳实、半夏）加枳实。

《伤寒论》小陷胸汤条文较为简单：“小结胸病，正在心下，按之则痛，脉浮滑者，小陷胸汤主之。”吴鞠通对小陷胸汤证做了很好的补充和发展，本条所述正是小陷胸汤的具体的适应证。小陷胸汤清热、化痰、通便，加枳实行气宽中，其配伍是很得当的。

【原文】

三十九、阳明暑温，脉滑数，不食，不饥，不便，浊痰凝聚，心下痞者，半夏泻心汤去人参、干姜、大枣、甘草加枳实、杏仁主之。

【阐释】

本证见脉滑数，不食，不饥，不便。显然另有暑温入于中焦诸症，其病机是“浊痰凝聚”，方用半夏泻心汤（半夏、黄芩、黄连、人参、干姜、大枣、甘草）加减。本条自注中说：“不饥不便，而有浊痰，心下痞满，湿热互结而阻中焦气分。故以半夏、枳实开气分之湿结；黄连、黄芩开气分之热结；杏仁开肺与大肠之气痹；暑中热甚，故去干姜；非伤寒误下之虚痞，故去人参、甘草、大枣，且畏其助湿作满也。”其加减之法，很合临床之用。但自注中“黄连、黄芩开气分之热结”一句，不若改为“黄连、黄芩泄气分之热结”为好，因芩、连说其“开”，总觉欠妥。

半夏泻心汤用于治温病，多需加减，如方中干姜就少应用。但辛开苦降的配伍原则，则是应当确定的，一般以半夏或厚朴配黄芩、黄连，既有芩、连之泻心，又有夏、朴之开湿，于中焦暑温夹浊痰之证同样很适用。

【原文】

四十、阳明暑温，湿气已化，热结独存，口燥咽干，渴欲饮水，面目俱赤，舌燥黄，脉沉实者，小承气汤各等分下之。

【阐释】

本条为“湿气已化，热结独存”热重于湿之证。见咽干口渴，面目俱赤，舌燥黄，脉沉实，提示下证已俱。方用“小承气汤各等分”，即大黄、枳实、厚朴用同样剂量（小承气汤原方：大黄五钱、厚朴二钱、枳实一钱）。

本条自注说：“暑兼湿热，其有体瘦质燥之人，感受热重湿轻之证，湿先从热化尽，只余热结中焦，具诸下证，方可下之。”

本条下“汪按”对用小承气汤剂量变化的用意做了分析。汪按指出：“湿热入胃腑方可下，虽云化热，究从湿来，故枳、朴、大黄等分用也。”

【原文】

四十一、暑温蔓延三焦，舌滑微黄，邪在气分者，三石汤主之；邪之久留，舌绛苔少，热搏血分者，加味清宫汤主之；神识不清，热闭内窍者，先与紫雪丹，再与清宫汤。

【阐释】

这里所说的三焦，上焦指肺，中焦指胃，下焦指膀胱，暑湿之邪蔓延三焦气分，舌滑微黄的，方用三石汤（飞滑石、生石膏、寒水石、杏仁、竹茹、金银花、金汁、白通草）；邪之久留，而热搏血分的，方用加味清宫汤；进而神志不清，出现热闭内窍的，先与紫雪丹，再与清宫汤。

本条自注说："蔓延三焦，则邪不在一经一脏矣，故以急清三焦为主，然虽云三焦，以手太阴一经为要领。盖肺主一身之气，气化则暑湿俱化，且肺脏受生于阳明，肺之脏象属金色白，阳明之气运亦属金色白，故肺经之药多兼走阳明，阳明之药多兼走肺也。再肺经通调水道，下达膀胱，肺痹开则膀胱亦开，是虽以肺为要领，而胃与膀胱皆在治中，则三焦俱备矣，是邪在气分而主以三石汤之奥义也。若邪气久羁，必归血络，心主血脉，故以加味清宫汤主之。内窍欲闭，则热邪盛矣，紫雪丹开内窍而清热最速者也。"

三石汤方取自《临证指南医案》暑门杨姓案。本条"方论"指出此方"微苦辛寒兼芳香"，而本条三石汤方中无一芳香之品，故我认为本方可能有蔻仁，至少应用时可以加蔻仁。



三石汤中三石，"清热退暑利窍，兼走肺胃者也；杏仁、通草为宣气分之用，且通草直达膀胱，杏仁直达大肠；竹茹以竹之脉络，而通人之脉络；金汁、金银花，败暑中之热毒。"

加味清宫汤，即清宫汤中加知母、金银花、竹沥，以增清热化痰作用。

【原文】

四十二、暑温伏暑，三焦均受，舌灰白，胸痞闷，潮热呕恶，烦渴自利，汗出溺短者，杏仁滑石汤主之。

【阐释】

这里所说的"三焦"，即叶氏《温热论》中所谓湿热流连三焦的"三焦"，亦即湿热留恋气分之谓。不论暑温或伏暑，暑温之邪弥漫三焦气分，而见舌灰白，胸痞闷，潮热、呕恶，烦渴自利，汗出溺短的，用杏仁滑石汤（杏仁、滑石、黄芩、橘红、黄连、郁金、通草、厚朴、半夏）以宣通气机，清热利湿。

本条自注指出："舌白胸痞，自利呕恶，湿为之也。潮热烦渴，汗出溺短，热为之也。热处湿中，湿蕴生热，湿热交混，非偏寒偏热可治，故以杏仁、滑石、通草先宣肺气，由肺而达膀胱以利湿，厚朴苦温而泻湿满，芩、连清里而止湿热之利，郁金芳香走窍而开闭结，橘、半强胃（即和胃——引者注）而宣湿化痰以止呕恶，俾三焦混处之邪，各得分解矣。”

寒湿部分（原文四十三至五十三条）从略

## 湿温（附：疟、痢、疸、痹）

疟、痢、疸、痹，之所以附于湿温之下，一是诸病多偏湿或兼湿，一是诸病亦多发于夏秋之季。

这里所述湿温，范围较广，大凡夏秋之季的湿病多包括在内，诸如肠胃道感染性疾病，病毒感染所致的疾病，以及中医称之为“湿阻”等疾病。

**【原文】**

五十四、湿热上焦未清，里虚内陷，神识如蒙，舌滑，脉缓，人参泻心汤加白芍主之。

**【阐释】**

本条自注说：“湿在上焦，若中阳不虚者，必始终在上焦，断不内陷；或因中焦本虚，或因误伤于药，其势必致内陷。湿中之人也，首如裹，目如蒙，热能令人昏，故神识如蒙，此与热邪直入包络谵语神昏有间（即有所不同之意——引者注）。里虚故用人参以护里阳，白芍以护真阴；湿陷于内，故用干姜、枳实之辛通；湿中兼热，故用黄芩、黄连之苦降。此邪已内闭，其势不能还表，法用通降，从里治也。”这段话总的意思是说，此证虽上焦未清，但因已见内陷神蒙之证，故不能用化湿透表之法（如三仁汤法），而只能取通降治里之剂。

治疗湿浊蒙蔽心窍之证，须分清虚实二途。一般偏实的可用救苦玉雪丹，偏虚的当用人参泻心汤加减。其虚实之分，如以舌脉辨之，本条所说“舌滑、脉缓”为虚象。其若偏实，用得上救苦玉雪丹的，舌苔必腻，脉象多紧。

【原文】

五十五、湿热受自口鼻，由募原直走中道，不饥不食，机窍不灵，三香汤主之。

【阐释】

湿热之邪，自口鼻而入，由募原而直走中道。中道者，脾胃也。其证见不饥不食，表情迟钝。这在临床上很多见。方用三香汤，所谓“此邪从上焦来，还使上焦去法也”。

三香汤方(瓜蒌皮、桔梗、黑山栀、枳壳、郁金、香豉、降香末)以栀子豉汤为基础，加上宽中开湿之品。其三香者，即郁金、香豉、降香。本条“方论”指出：“按此证由上焦而来，其机尚浅，故用蒌皮、桔梗、枳壳微苦微辛开上，山栀轻浮微苦清热，香豉、郁金、降香化中上之秽浊而开郁。上条以下焦为邪出之路，故用重；此条以上焦为邪出之路，故用轻；以下三焦均受者，则用分消。”在我看来，本条与上条，非但有轻重之分，且有虚实之别。上条虚实夹杂，以虚为主；本条虚实夹杂，以实为主，故其用药各有侧重。



上条及本条所出之方，均来自叶案，吴鞠通明确说明了这一点，他在“方论”最后说：“彼此互参，可以知叶氏之因证制方，心灵手巧处矣！惜散见于案中而人多不察，兹特为拈出，以概其余。”由此可见，叶天士之嫡派正传确是吴鞠通。没有吴鞠通，叶氏在温病方面的学术成就难于流传。犹如没有王叔和，仲景之书亦难于流传一样。而后世有些医家，则把张仲景、叶天士学说中本身存在的不足之处，均归罪于王叔和、吴鞠通，让这二位有功之人充当“替罪羊”，这是不公正的。

《温病条辨》运用或发挥叶案内容之处确实很多，且多较恰当，多有自己的体会。叶霖评《温病条辨》，将其原文与叶案作了详细对照，并一一指出其异同，大家可参阅。

【原文】

五十六、吸受秽湿，三焦分布，热蒸头胀，身痛呕逆，小便不通，神识昏迷，舌白，渴不多饮，先宜芳香通神利窍，安宫牛黄丸；继用淡渗分消浊湿，茯苓皮汤。

【阐释】

本条之证，较之前二条，其病情更重。“表里经络脏腑三焦，俱为湿热所困。”上见热蒸头胀，外见身体疼痛，中见呕吐气逆，下见小便不通，且神识昏迷（比神识如蒙的程度重），舌白渴不多饮。治疗先宜芳香通神利窍，可用安宫牛黄丸（依据上述诸证，亦可用救苦玉雪丹）。“但安宫牛黄丸不能利湿分消，故继以茯苓皮汤。”

茯苓皮汤（茯苓皮、生薏仁、猪苓、大腹皮、白通草、淡竹叶）以淡渗利湿为主，略佐清凉，恐其湿热一去，阳亦衰微。可见上方正合叶氏之意。

下面讲五加减正气散，多用于治湿阻之病。

【原文】

五十八、三焦湿郁，升降失司，脘连腹胀，大便不爽，一加减正气散主之。

【阐释】

本条病机是湿郁脾胃，升降失司。主症见脘腹胀闷，大便不爽，方用一加减正气散。

一加减正气散“以藿香化浊，厚朴、广皮、茯苓、大腹泻湿满，加杏仁利肺与大肠之气，神曲、麦芽升降脾胃之气，茵陈宣湿郁而动生发之气，藿香但用梗，取其走中不走外也。茯苓但用皮，以诸皮皆凉，泻湿热独胜也。”方中茵陈，多改用青蒿或青蒿梗。这里之所以用茵陈，可能是吴氏认为此证或有发黄之变。

一加减正气散：藿香梗、厚朴、杏仁、茯苓皮、广皮、神曲、麦芽、茵陈、大腹皮。

【原文】

五十九、湿郁三焦，脘闷，便溏，身疼，舌白，脉象模糊，二加减正气散主之。

【阐释】

本条较之上条，一是见身痛，二是便溏而不是大便不爽。是证既有湿邪困于内，又见风湿袭于外。本条自注说："此条脘闷便溏，中焦证也。身痛舌白，脉象模糊（脉滑而且大，指数不甚清——引者注），则经络证也，故加防己急走经络中湿郁；以便溏不比大便不爽，故加通草、薏仁，利小便所以实大便也；大豆黄卷从湿热蒸变而成，能化蕴酿之湿热，而蒸变脾胃之气也。"方中防己、薏仁有双重作用，既利小便以除湿，又祛风湿加通络。《金匮》治湿痹用麻杏薏甘汤，薏苡仁有祛湿治痹作用。

二加减正气散：藿香梗、广皮、厚朴、茯苓皮、木防己、大豆黄卷、川通草、薏苡仁。

【原文】

六十、秽湿着里，舌黄脘闷，气机不宣，久则酿热，三加减正气散主之。

【阐释】

秽湿着里，气机不宣，已见郁久酿热之象，何以见得，舌黄为证。吴氏分析说："前两法，一以升降为主，一以急宣经隧为主。此则以舌黄之故，预知其内已伏热，久必化热，而身亦热矣。故加杏仁利肺气，气化则湿热俱化，滑石辛淡而凉，清湿中之热，合藿香所以宣气机之不宣也。"

本条所述症候较为简略，以方测证，可见另有低热、腹胀、小便不利等。正因其有热，故藿香不仅用其梗，而是连梗叶，即全藿香。

三加减正气散：全藿香、茯苓皮、厚朴、广皮、杏仁、滑石。

【原文】

六十一、秽湿着里，邪阻气分，舌白滑，脉右缓，四加减正气散主之。

【阐释】

本证湿胜为主，阻滞气分，而见舌白滑，脉右缓（右主气，缓主湿——引者注）用四加减正气散。吴氏分析说："以右脉见缓之故，知气分之湿阻，故加草果、查肉、神曲，急运坤阳（即脾胃之阳——引者注），使足太阳之地气不上蒸手太阴之天气也。"根据这种分析及以方测证，本条另可见明显的消化不良症状，如食后饱胀等，且偏于寒湿。

四加减正气散：藿香梗、厚朴、茯苓、广皮、草果、楂肉、神曲。

【原文】

六十二、秽湿着里，脘闷便泄，五加减正气散主之。

【阐释】

本条自注说："秽湿而致脘闷，故用正气散之香开；便泄而知脾俱伤，故加大腹运脾气，谷芽升胃气也。以上二条，应入前寒湿类中，以同方加减正气散法。欲观者知化裁古方之妙，故列于此。"这里我们可见吴氏把本条与上条之寒湿证，列于湿温类，是为了鉴别、比较。这种写书体例、方法，亦导源于《伤寒论》。《伤寒论》太阳篇中夹有阳明病，阳明篇中夹有少阳病等，也是为了有利于鉴别而设。

吴鞠通指出："按今人以藿香正气散，统治四时感冒，试问四时止一气行令乎？抑各司一气，且有兼气乎？况受病之身躯脏腑，又各有不等乎？"故而吴氏根据病情不同，由此化出五张加减正气散方。但是加减正气散之五方中，藿、朴、苓、陈为变中不易之药，可见其四药为主药、要药无疑。



五加减正气散：藿香梗、广皮、茯苓块、厚朴、大腹皮、谷芽、苍术。

【原文】

六十三、脉缓身痛，舌淡黄而滑，渴不多饮，或竟不渴，汗出热解，继而复热，内不能运水谷之湿，外复感时令之湿，发表攻里，两不可施，误认伤寒，必转坏证，徒清热则湿不退，徒祛湿则热愈炽，黄芩滑石汤主之。

【阐释】

脉缓身痛，舌淡黄滑，渴不多饮，汗出热解，继而复热，此为一派湿热之证。其病机是内不运水谷之湿，外复感时令之湿，内外合邪，发为湿温。其治疗既不宜发表，亦不可攻里；若误作伤寒治疗，必转成坏证；若只清其热则湿不去，只祛其湿则热更盛，故用黄芩滑石汤（黄芩、滑石、茯苓皮、大腹皮、白蔻仁、通草、猪苓）以清利湿热为最相合宜，近代名医蒲辅周先生治湿温也擅用此方。

吴氏对本条做了深入分析，自注说："脉缓身痛，有似中风，但不浮，舌滑不渴饮，则非中风矣。若系中风，汗出则身痛解而热不之汗，湿属阴邪，其气留连，不能因汗而退，故继而复热，内不能运水谷之湿，脾胃困于湿也；外复受时令之湿，经络亦困于湿矣。倘以伤寒发表攻里之法施之，发表则诛伐无过之表，阳伤而成痉；攻里则脾胃之阳伤，而成洞泄寒中，故必转坏证也。湿热两伤，不可偏治，故以黄芩、滑石、茯苓皮清湿中之热，蔻仁、猪苓宣湿邪之正，再加腹皮、通草，共成宣气利小便之功，气化则湿化，小便利则火腑通而热自清矣。"可见黄芩滑石汤的作用是清热宣湿、利小便。

【原文】

六十四、阳明湿温，呕而不渴者，小半夏加茯苓汤主之；呕甚而痞者，半夏泻心汤去人参、干姜、大枣、甘草加枳实、生姜主之。

【阐释】

中焦湿温，呕而不渴者，提示湿性偏重，用小半夏加茯苓汤（半夏、茯苓、生姜）以和胃除湿止呕。呕甚而痞满者，用半夏泻心去参、枣、草、干姜，加枳实、生姜，即用半夏、黄芩、黄连、枳实、生姜，以辛开苦降，理气消痞。半夏泻心汤用于治时令之病，多去参、枣、草为宜。当然如见病人气虚明显，参、枣可以用，但甘草不宜用，因其有留中助湿之弊。

本条下"征按"指出："湿之为病，其来也渐，其去也迟，譬若小人之易进而难退也。湿温之痞，与湿寒异，湿寒之痞，兼有食积；湿温之痞，热陷邪留，故呕而兼痞也。水气上逆则呕，水停胸间则痞。上干于头则眩，中凌于心则悸。"可见本条同时可有头眩、心悸等证。

【原文】

六十五、湿聚热蒸，蕴于经络，寒战热炽，骨骱烦疼，舌色灰滞，面目痿黄，病名湿痹，宣痹汤主之。

【阐释】

本条为湿痹化热之证，故既见关节痹痛，舌色灰滞，面目萎黄，又见寒战热炽。本条自注说："经谓风寒湿三者合而为痹，《金匮》谓经热则痹(现存的《金匮要略》查无此言——引者注),盖《金匮》诚补《内经》之不足。痹之因于寒者固多,痹之兼乎热者,亦复不少,合参二经原文,细验于临证之时,自有权衡。”“此条以舌灰目黄,知其为湿中生热;寒战热炽,知其在经络;骨骱疼痛,知其为痹证。若泛用治湿之药,而不知循经入络,则罔效矣。”

本证治用宣痹汤(防己、杏仁、滑石、连翘、山栀、薏苡、半夏、晚蚕砂、赤小豆皮)“以防己走经络之湿,杏仁开肺气之先,连翘清气分之湿热,赤豆清血分之湿热(此为一家之言,不足为凭——引者注),滑石利窍而清热中之湿,山栀肃肺而泻湿中之热,薏苡淡渗而主挛痹,半夏辛平而主寒热,蚕砂化浊道中清气,痛甚加片姜黄、海桐皮者,所以宣络而止痛也。”验之于临床,本宣痹汤为治热痹的有效处方,而上焦宣痹汤则是治哕之方。

【原文】

六十六、湿郁经脉,身热身痛,汗多自利,胸腹白疹,内外合邪,纯辛走表,纯苦清热,皆在所忌,辛凉淡去,薏苡竹叶散主之。



【阐释】

本条为湿郁经脉兼有里湿郁滞之证。吴氏说:“上条但痹在经脉,此则脏腑亦有邪矣,故又立一法。汗多则表阳开,身痛则表邪郁,表阳开而不解表邪,其为风湿无疑。盖汗之解者寒邪也,风为阳邪,尚不能以汗解,况湿为重浊之阴邪,故虽有汗不解也。学者于有汗不解之证,当识其非风则湿,或为风湿相搏也。自利者小便必短,白疹(即白痦)者,风湿郁于孙络毛窍。此湿停热郁之证,故主以辛凉解肌表之热,辛淡渗在里之湿,俾表邪从气化而散,里邪从小便而驱,双解表里之妙法也,与下条互酌自明。”从上可见,汗之而表解者多伤寒邪,汗之而不解者多病风湿,这是经验之谈。

薏苡竹叶散方(薏苡、竹叶、飞滑石、白蔻仁、连翘、茯苓块、白通草)利湿通痹,后世温病学家多用此治湿郁白痦之证。吴氏在本证虽提及了“胸腹白痦”,但对此不甚重视,至少没有叶天士对白痦来得重视。

【原文】

六十七、风暑寒湿，杂感混淆，气不主宣，咳嗽头胀，不饥舌白，肢体若废，杏仁薏苡汤主之。

【阐释】

风暑寒湿诸邪杂感人体（很难确切分清其所受之邪的意思），以致气机不宣，出现咳嗽头胀（上之症），不饥舌白（中之症），肢体若废，即痹将成痿（下之症）之谓，用杏仁薏苡汤（杏仁、薏苡、桂枝、生姜、厚朴、半夏、防己、白蒺藜）治疗。方中杏仁、薏苡亦为宣气利湿以通痹。

【原文】

六十八、暑湿痹者，加减木防己汤主之。

【阐释】

木防己汤（木防己、石膏、桂枝、人参），出自《金匮》痰饮篇。叶天士将其广泛用于治痹证，吴鞠通加于继承、发展。本条自注说："此治痹之祖方也。风胜则引（引者，游走作痛之意），引者加桂枝、桑叶。湿胜则肿，肿者加滑石、萆薢、苍术。寒胜则痛，痛者加防己、桂枝、姜黄、海桐皮。面赤口涎自出者（脾热所致），重加石膏、知母。绝无汗者，加羌活、苍术，汗多者加黄芪、炙甘草。兼痰饮者，加半夏、厚朴、广皮。因不能备载全文，故以祖方加减如此，聊示门径而已。"朱武曹先生对此点评说："痹证总以宣气为主，郁则痹，宣则通也。以此条加减及上数条参之，思过半也。"（注：本条自注中所说的加某药，如木防己汤中已有者，提示增加其用量）。

加减木防己汤（防己、桂枝、石膏、杏仁、滑石、白通草、薏仁）其作用在于宣气利湿通痹，佐以清热。方后"汪案"曰"痹证有痛、行、着之分，其原有风、寒、湿、热之异。奈古方多以寒湿论治，且多杂用风药，不知湿家忌汗，圣训昭然，寒湿固有，热湿尤多，误用辛温，其害立见。再外感初始气分，惟贵宣通，误认虚证，投柔腻补药，其祸尤酷，学者细考本文，可得治热痹之梗概矣。"这一评述，对于治疗痹证，确有见地。

以上四条专讲痹证证治。

下面联系《金匮》湿病及历节篇，对痹证作些补充：

历节亦是痹证。所谓历节者，关节疼痛之意。其证比一般的湿痹为重，《金匮》谓之“风血榴搏，即疼痛如掣”。可见历节病，多深入血分。今人知关节痛有风湿、类风湿等病种不同。古人亦知痹证成因不一，故多分而论之。《金匮》治痹证，一是注重温通阳气，一是注意有表者解表。

如见表实而身体烦痛的，用麻黄加术汤。术得麻黄以祛表湿，麻黄得术不致过汗。麻黄加术汤主要用于湿痹而兼表实证，当然亦常用于其他寒湿证。

如痹证兼表实而有化热之象的，用麻杏薏甘汤。方中杏仁、薏仁宣气利湿以通痹。本方不用术，而用薏，意在取其不燥之性，且薏仁走经络、祛风湿。

痹证兼见表虚者，可取防己黄芪汤法，黄芪益气固表，防己祛风胜湿，白术健脾燥湿，甘草和缓，诸药合之，益气固表胜湿治痹。

阳虚痹证用桂枝附子汤、白术附子汤及甘草附子汤三张处方，有人解释为用于表阳虚、里阳虚及表里阳虚，当然不无道理，但三方中是以甘草附子汤为主。

桂枝附子汤用于表阳虚的痹证。其表阳虚者，不同于表虚证（桂枝汤证）。后者是表证而有汗的特定证型，是与表证无汗的表实证对待而言的，其不可与前者表阳虚衰同日而论。

白术附子汤与桂枝附了汤，其用量在《伤寒论》中基本相似，但在《金匮》中前者用量远轻于后者。我认为白术附子汤是桂枝附子汤的退一步处方。服桂枝附子汤后，表证已解，大便变实，小便亦利，可退一步用白术附子汤。即所谓“若大便坚，小便自利者，去桂加白术汤主之”。正因为病情好转，故可不必再用桂枝，且他药用量亦大为减轻。附子为三方之主药，故不可缺如。

甘草附子汤通治“风湿相搏，骨节疼痛”之痹证。

上三方均为温运阳气以治痹之方，且都有保护心脏的作用。

《金匮》历节篇出桂枝芍药知母汤，治痹证有化热之象，方中有芍药、知母之寒凉药。但综观其方，仍不失为温散之方，因方中有麻、桂、附等温散之药。可见仲景虽已觉到某些痹证须用寒凉药，但运用还是不彻底的。

“病历节，不可屈伸，疼痛，乌头汤主之”。乌头汤方用药剂量较重，麻黄、川乌又为温热之药。用黄芪、芍药，尤在泾认为是对麻黄、乌头起监制作用。我认为仅起监制作用是消极的。黄芪、芍药在乌头汤中对麻黄、乌头尚起辅助、协同作用。因久痹必致气血耗损，只有配与益气养血之品，温阳散寒治痹之药才能很好地发挥作用。犹如用虫类药物治疗久痹入络一样，也必须配合益气养血之药。

至于热痹的治疗，吴鞠通大有发展，以后我们还会讲到吴氏的桂枝白虎汤、苍术白虎汤、羚羊白虎汤证治。

为避免前后重复，中焦篇条文就选释这些。

就治疗而言，吴氏在中焦篇中善用通下法。这是继承吴又可的观点，而且有所发展。吴又可在温病治法上有所创见，用药爽快、猛烈、驱邪务尽。其不足之处是“粗”。吴鞠通在应用通下法上则比较“细”。病入中焦，是外感病的高峰时期，用通下法正合时宜，总结中焦篇用通下法的特点有三：



（1）大胆用承气：中焦用通下，多以承气汤为主方，中焦第一条即是大承气汤的主要适应证。依据通常说法，小承气用于痞满为主，调胃承气用于燥实为主，大承气则用于痞满燥实坚俱全之证。这种说法，以药测证言之成理。但施于临床，欲待痞满燥实坚俱全之时方用大承气，那么大承气则无应用之机，即便有此时机，恐怕亦已无可救矣。刘河间用三一承气汤，从侧面提出了这个问题，吴又可对承气之法有很多议论，也阐发了这个问题。仲景立大承气本无此意（指大承气治痞满燥实坚），而是强调腹满一症。后世注家渐有痞、满、燥、实、坚之说。故而在这点上，后世注说，不足为据。

吴鞠通用承气，不强调痞满，而强调燥实。“面目俱赤，语声重浊，呼吸俱粗，大便闭，小便涩，舌苔老黄。甚则黑有芒刺”等证，即均为燥实之证。吴氏论承气之证比起《伤寒论》来，更为系统，更为详细。例如《伤寒论》认为小便数，大便未必闭，不可用大承气，至多用小承气。而吴氏认为小便涩，大便闭，正为二腑热结甚剧，可用大承气。显然，后者比前者更切合临床。当然，如把《伤寒论》的小便数理解为小便清长，那就各种承气都不可用了。

中焦篇对舌苔辨析甚详。《伤寒论》很少论及舌苔，只提到小柴胡汤证舌白滑，阳明病舌黄。《金匮·腹满篇》虽有"舌黄未下者，下之黄自去"的记载，但其亦所论不详。《温病条辨》明确提出舌苔老黄，方可用下，这就较为清楚了，而且很符合临床。《伤寒论》视"日晡潮热"为阳明腑实主证，而《温病条辨》则只提"日晡热甚"，显然，后者更切合实际。

吴鞠通指出，脉体反小而实者，可用大承气，而脉浮洪躁者，只可用白虎汤，这点与《伤寒论》的精神是一脉相承的。

中焦篇大胆用承气，显然受吴又可的影响，吴又可认为"承气本为逐邪而设，非专为结粪而设也"。吴鞠通继承前人的精华，扬弃前人的糟粕，又有自己的创见。



那么，《温病条辨》又是如何区别应用小承气和调胃承气呢？中焦篇第三条指出："阳明温病，诸症悉有而微，脉不浮者，小承气汤微和之。"可见，大承气汤证之轻者，可用小承气汤，大、小承气汤证的区别不全在于程度的轻与重上，而在于前者痞满燥实俱全，后者以痞满为主的区别。

调胃承气证的主症是热结旁流。中焦篇第七条说："阳明温病，纯利稀水无粪者，谓之热结旁流，调胃承气汤主之。"吴氏自注指出："热结旁流，非气之不通，不用枳朴，独取芒硝入阴以解热结，反以甘草缓芒硝急趋之性，使之留中解结。不然，结不下而水独行，徒使药性伤人也。"吴氏这种解释还是合理的。

吴鞠通认为，下焦温病亦还有用下法之机，如下焦篇第一条指出："风温、温热、温疫、温毒、冬温，邪在阳明久羁，或已下，或未下，身热面赤，口干舌燥，甚则齿黑唇裂，脉沉实者，仍可下之。"

上述可见，吴鞠通治中焦温病，在详于辨证的基础上，大胆用承气。

（2）通变用承气：吴氏用承气做到“灵活化裁，进退有法”。例如：中焦篇第十七条指出：阳明温病，下之不通，其证有五：正虚不能运药者，新加黄龙汤主之；肺气不降者，宣白承气汤主之；大小肠腑热结实者，导赤承气汤主之；邪闭心包神昏舌短者，牛黄承气汤主之；津液不足无水舟停者，增液汤或增液承气汤主之。上述诸方，唯其大黄不变，他药则依据病情均可变换，而有进有退，如进则用增液承气，退则用增液汤，可见吴氏用承气的灵活化裁之妙。

除以上五方外，另有护胃承气汤。中焦篇第十五条说：“下后数日，热不退，或退不尽，口燥咽干，舌苔干黑，或金黄色，脉沉而有力者，护胃承气汤微和之；脉沉而弱者，增液汤主之。”这也是进退之法，进则护胃承气汤，通腑养阴泄热同用，退则增液汤，以养阴增液为主。

吴氏在中焦篇第十一条下自注中说：“阳明下证，峙立三法：热结液干之大实证，则用大承气；偏于热结而液不干者，旁流是也，则用调胃承气；偏于液干多而热结少者，则用增液，所以回护其虚，务存津液之心法也。”其实吴氏治中焦温病用下法，还不只有三。



吴鞠通与吴又可同样用承气，但有精粗之别。吴鞠通的承气通变诸方值得临床医生择宜选用。

另外，吴鞠通指出，液干肠燥者，用增液汤是以补药之体作泻药之用。显然，增液汤之三药，均有滑肠之副作用。而用之于阴虚肠燥，连其副作用也可作为治疗作用了，可见吴氏妙用下药之一斑。

陆九芝说：“阳明为成温之薮”，没有所谓的热入心包，以为温病学派不通晓下法。此乃无的放矢之言。吴氏之牛黄承气汤用之于邪闭心包，神昏舌短，内窍不通者，比纯用承气汤效果要好，这是不待多言的。牛黄承气汤的服法是用生大黄粉送服牛黄丸，此既甚为合理，又颇为简易。

（3）小心用承气：吴氏在病人痞满时很少用承气。另如中焦篇第十、第十一条都提到不可再行承气。可见吴氏用承气也很小心。再如第三十八条见面赤、身热、渴欲凉饮，大便闭等，似有可下之证，但又见其苔黄滑、胸下痛，故断其为“水结在胸”，不用承气，而用小陷胸加枳实汤。第三十九条见阳明暑温，脉滑数，不食不饥不便，浊痰凝聚，心下痞等症，因其浊痰凝滞，湿热互结在中焦气分，故亦不用承气，而用半夏泻心汤去人参、干姜、大枣、甘草加枳实、杏仁。

有便结可下之证，而见上焦未罢，或夹痰、夹浊、夹湿，或兼见阴伤者，吴氏多不单用承气，或即不用承气。其夹痰浊、湿邪者，多用苦泄之中伍以辛开，这点与《伤寒论》是一脉相承的，如泻心汤、小陷胸汤等即出于《伤寒论》。

吴鞠通用下法，另有温下及润下，在此我们就不详述了。总之，吴氏用下法，既很大胆，又颇小心，既有常规，又有通变，既有继承，又有发挥，是较全面、较系统的。

## 中焦篇小结

本篇主要内容是把温病分作三类论治：以风温、温热、温疫、温毒、冬温归作阳明病；湿温归作太阴病；暑温归作阳明太阴各半。



1. 对阳明温病，论治特详，分述如下：

(1) 阳明下证三大法：

热结液干——大承气

热结旁流——调胃承气

液干热少——增液汤

(2) 承气证治之变化：

邪正合治——新加黄龙汤

脏腑合治——宣白承气汤

通利二便——导赤承气汤

心包阳明合治——牛黄承气汤

增水行舟——增液承气汤、护胃承气汤

三焦同治——承气合小陷胸汤

(3) 下后诸证：

下后热解汗出胃阴虚——益胃汤

下后无汗，脉浮，热未解——银翘汤

下后有汗，热不解，脉浮洪——白虎汤；脉洪而芤——白虎加人参汤

下后无汗，热未解，脉不浮而数——清燥汤

下后邪气复聚于胃，下证复现——护胃承气、增液汤

下后虚烦——栀子豉汤

(4) 阳明温病属气分，如传入营分，见舌绛不渴，或发斑疹，或见神昏谵语，从营分治，治法已见上焦篇。

2. 暑温属湿热兼受，治法分述如下：

(1) 三焦均受，湿热交混——杏仁滑石汤

(2) 湿热留连气分，舌滑微黄——三石汤

(3) 湿热郁于中焦，渴而呕，按之胸下痛——小陷胸汤加枳实

(4) 湿热郁于中焦，心下痞——半夏泻心汤加减

湿热内结肠胃，下证已具——承气汤



邪气久留，舌绛苔少——加味清宫汤

神识不清，热闭内窍——紫雪丹

3. 湿温治法：本篇对于湿多热少之证，以芳香化浊为主，佐以淡渗分消；对于湿热平等者则两解之。分述于下：

(1) 湿多热少：

宣通气滞——一加减正气散

表里分解　　二加减正气散

清湿中之热——三加减正气散

消食导滞——四加减正气散

燥湿健脾——五加减正气散

开窍分消——先用牛黄丸，继用茯苓皮汤

轻清开泄——三香汤

(2) 湿热平等者两解之，黄芩滑石汤、半夏泻心汤加减。

4. 燥证路径无多，故治法较简。始用辛凉，与温热相似。但温热传至中焦，间有用苦寒者，燥证则惟柔润，最忌苦燥。这是分别之处。

# 下 焦 篇

病入下焦，有病之末期的意思。病入下焦以肝、肾病变为主，以正虚为主。治下焦病的主方是加减复脉汤。

吴氏下焦篇对温病学的贡献甚大，发展了叶氏学说。叶氏之卫气营血辨证中的血分病，仍以实热为主。温病后期以正虚为主的治疗，多取法于吴氏下焦篇。

## 风温　温热　温疫　温毒　冬温

【原文】

一、风温、温热、温疫、温毒、冬温，邪在阳明久羁，或已下，或未下，身热面赤，口干舌燥，甚则齿黑唇裂，脉沉实者，仍可下之；脉虚大，手足心热甚于手足背者，加减复脉汤主之。

【阐释】

风温等温热性质的温病（湿温、伏暑等属温热性质）虽至末期，但只要邪实尚未祛除，而有可下之证时，仍可用下法。但若见阴液已亏，手足心热者，当用加减复脉汤，以复肝肾之阴。其当下当补的鉴别，重在脉象：脉沉实者，仍可下之；脉虚大者，当用复脉。

叶天士说："理阳气当推建中，顾阴液须投复脉。"病至后期，肝肾阴虚，叶氏医案亦多用复脉汤出入。但如见"舌淡红无色或干而不荣者"，叶氏即用炙甘草汤全方，用温药以助阳而利于气血生化，不用凉药。我曾治一病例，为病已二十余年的舌干而色不荣的眩晕证，用炙甘草汤十四剂治愈。他医曾用补益肝肾之阴之法，未见显效。我也曾试用益气聪明汤，同样收效甚微。可见叶氏用炙甘草汤（又名复脉汤）的经验是可信的。

吴氏自注对本条原文作了较好的阐发。自注说："温邪久羁中焦，阳明阳土，未有不克少阴癸水者，或已下而阴伤，或未下而阴竭。若实证居多，正气未至溃败，脉来沉实有力，尚可假手于一下，即《伤寒论》中急下以存津液之谓。若中无结粪，邪热少而虚热多，其人脉必虚，手足心主里，其热必甚于手足背之表也。若再下其热，是竭其津而速之死也。故以复脉汤复其津液，阴复则阳留，庶可不至于死也。去参、桂、姜、枣之补阳，加白芍收三阴之阴，故云加减复脉汤。在仲景当日，治伤于寒者之结代，自有取于参、桂、姜、枣，复脉中之阳；今治伤于湿之阳亢阴竭，不得再补其阳也。用古法而不拘用古方，医者之化裁也。”

【原文】

二、温病误表，津液被劫，心中震震，舌强神昏，宜复脉法，复其津液，舌上津回则生；汗自出，中无所主者，救逆汤主之。

【阐释】

“误表动阳，心气伤则心震，心液伤则舌謇，故宜复脉复其津液也。若伤之太甚，阴阳有脱离之象，复脉亦不胜任，则非救逆不可”（见吴氏自注）。所谓“宜复脉法”，即仿加减复脉汤法以补肝肾之阴，而未必全方搬用。救逆汤即加减复脉汤去麻仁，加生龙骨、生牡蛎，“脉虚大欲散者，加人参二钱”。在加减复脉汤证的基础上，又见“汗自出，中无所主”者，用救逆汤确很合宜。

【原文】

三、温病耳聋，病系少阴，与柴胡汤者必死，六、七日以后，宜复脉辈复其精。

【阐释】

同为耳聋，其病有属少阳与少阴的不同。伤寒耳聋，系木火之气上扰，属实证；温病耳聋，多属精脱所致，所谓“精脱者耳聋”。前者可与柴胡汤，后者不宜用柴胡汤，而“宜复脉辈复其精”。吴氏自注说：“经谓肾开窍于耳，脱精者耳聋，盖初则阳火上闭，阴精不得上承，清窍不通，继则阳亢阴竭，若再以小柴胡汤直升少阳，其势必致下竭上厥，不死何待。”这里对“死”字，须活看。

【原文】

四、劳倦内伤，复感温病，六、七日以外不解者，宜复脉法。

【阐释】

本条所述为运用加减复脉汤的又一种证型，劳倦内伤，复感温病，尽管病不甚久，亦可取复脉法，即吴氏所谓“两感治法也”。《伤寒论》之两感，是太阳与少阴两感。而温病之两感者，可以理解为是上焦下焦两感。吴氏自注说：“此两感治法也。甘能益气，凡甘皆补，故宜复脉。服二、三帖后，身不热而倦甚，仍加人参。”

【原文】

五、温病已汗而不得汗，已下而热不退，六、七日以外，脉尚躁盛者，重与复脉汤。

【阐释】

温病发汗而不得汗，通里而热不退，是为汗下不当可知。脉之躁盛，亦即有脉之数疾之意。吴氏自注说：“脉尚躁盛，邪固不为药衰，正气亦尚能邪气分争，故须重与复脉，扶正以敌邪，正胜则生矣。”

【原文】

六、温病误用升散，脉结代，甚则脉两至者，重与复脉，虽有他症，后治之。



【阐释】

温病误用升散之品，伤及心阴，而致脉结代，甚则脉呈二联律（脉两至）的，当重予复脉汤以养心肾之阴，先治心疾，后治他病。本条自注指出：此“即仲景里急，急当救里之义”。

【原文】

七、汗下后，口燥咽干，神倦欲眠，舌赤苔老，与复脉汤。

【阐释】

本条为少阴阴虚用复脉汤之证，此应与中焦益胃汤证相鉴别。自注说：“在中焦下后与益胃汤，复胃中津液，以邪气未曾深入下焦。若口燥咽干，乃少阴之液无以上供，神昏欲眠，有少阴但欲寐之象，故与复脉。”

【原文】

八、热邪深入，或在少阴，或在厥阴，均宜复脉。

【阐释】

本条为总结性条文。热邪深入下焦，或在少阴（足少阴肾，有似于《伤寒论》之少阴热化证），或在厥阴（足厥阴肝，其见症为抽搐、痉厥等），均宜与复脉汤。

本条自注指出："此言复脉为热邪劫阴之总司也。盖少阴藏精，厥阴必待少阴精足而后能生，二经均可主以复脉者，乙癸同源也。"可见复脉汤为肝肾同治之方，其理论根据即是"乙癸同源"。

加减复脉汤方：炙甘草六钱、干地黄（即生地黄）六钱、生白芍六钱、麦冬（不去心）五钱、阿胶三钱、麻仁三钱。剧者加甘草至一两，地黄、白芍八钱，麦冬七钱。

从复脉汤的药物剂量而论，甘草是味主药。在伤寒方中，甘草也常作为主药应用，而目前临床多用作调和之品。

【原文】

九、下后大便溏甚，周十二时三、四行，脉仍数者，未可与复脉汤，一甲煎主之；服一、二日，大便不溏者，可与一甲复脉汤。



【阐释】

一甲煎者，即单味生牡蛎二两碾细煎服。吴氏认为：牡蛎一味，单用则力大。其既能存阴，又能涩大便，且能清余热，所谓"一物而三用"也。大便溏而阴虚者，可用一甲煎治疗。一甲复脉汤即于加减复脉汤内去麻仁，加牡蛎一两。

【原文】

十、下焦温病，但大便溏者，即与一甲复脉汤。

【阐释】

温病深入下焦，劫烁阴液，治疗必以救阴为急务。但因其便溏，故复脉汤中麻仁当去，加牡蛎以敛涩，即为一甲复脉汤。吴氏指明一甲复脉汤法是"复阴之中，预防泄阴之弊"，这是很确切的。

【原文】

十一、少阴温病，真阴欲绝，壮火复炽，心中烦，不得卧者，黄连阿胶汤主之。

【阐释】

复脉汤用于温病后期邪少正(阴)虚之证。而黄连阿胶汤(黄连、黄芩、阿胶、白芍、鸡子黄)则用于少阴阴虚,火旺明显,其突出的症状是“不得卧”。故后者在内伤杂病中亦运用较多。凡见阴虚火旺而致失眠者,用之多有效验。黄连阿胶汤交通心肾,使肾水上承于心,心火下交于肾。心肾不交者,可见失眠、梦遗、遗尿等症。黄连阿胶汤证的病机是,温病后期,真阴欲竭,壮火复炽。其主症是心中烦,不得眠。内伤杂病,则可抓住心肾不交这个病机关键。

黄连阿胶汤与交泰丸(黄连、肉桂)均可用于心肾不交,其机制则有所不同。前者以芩、连降心火,阿胶、芍药、鸡子黄益肾水;后者用黄连清心火,而肉桂本为温阳之品,又何以能益肾水呢?殊不知肾中有水火二气,肾阳虚则肾水同样不能蒸腾向上承于心。用肉桂正是为了温振肾阳以助肾水蒸发向上,达到心肾相交的目的。交泰丸中黄连与肉桂剂量的比例,则可依据病情而定。

【原文】

十二、夜热早凉,热退无汗,热自阴来者,青蒿鳖甲汤主之。

【阐释】

本条自注对条文原文及青蒿鳖甲汤(青蒿、鳖甲、细生地、丹皮、知母)的方解讲得较透彻。自注说:“夜行阴分而热,日行阳分而凉,邪气深伏阴分可知;热退无汗,邪不出表而仍归阴分,更可知矣,故曰热自阴分而来,非上中焦之阳热也。邪气深伏阴分,混处气血之中,不能纯用养阴,又非壮火,更不得任用苦燥。故以鳖甲蠕动之物,入肝经至阴之分,既能养阴,又能入络搜邪;以青蒿芳香透络,从少阳领邪外出;细生地清阴络之热;丹皮泻血中之伏火;知母者,知病之母也,佐鳖甲、青蒿而成搜剔之功焉。再此方有先入后出之妙,青蒿不能直入阴分,有鳖甲领之入也;鳖甲不能独出阳也,有青蒿领之出也。”

夜热早凉,热退无汗者,青蒿鳖甲汤确是有用之方。是方退阴虚潮热,是经得起临床验证的。那么如见夜热早凉而热退有汗,该怎么治疗呢?《本草备要》指出:丹皮退无汗之骨蒸,地骨皮退有汗之骨蒸。可见有汗者,可用青蒿鳖甲汤去丹皮加地骨皮即可。

【原文】

十三、热邪深入下焦,脉沉数,舌干齿黑,手指但觉蠕动,急防痉厥,二甲复脉汤主之。

【阐释】

本条为二甲复脉汤证,与加减复脉汤证的不同之处,即在于手指但觉蠕动(细微的颤动)一症,此属肝经虚风,故用二甲复脉汤(加减复脉汤加生牡蛎、生鳖甲)以滋肝肾而熄虚风。

【原文】

十四、下焦温病,热深厥甚,脉细促,心中憺憺大动,甚则心中痛者,三甲复脉汤主之。

【阐释】

本条为三甲复脉汤证。温病后期阴虚而见心中悸动不安,甚则心中隐痛,是三甲复脉汤的主症。三甲复脉汤即于二甲复脉汤的基础上加龟甲。吴氏认为"以镇肾气补任脉通阴维之龟甲止心痛,合入肝搜邪之二甲,相济成功也。"

三甲复脉汤也可用于杂病的手足蠕动,我曾治一小脑病变而见手指蠕动的老年病人,用三甲复脉汤合黄连阿胶汤,疗效尚属满意。

【原文】

十五、既厥且哕(俗名呃忒),脉细而动,小定风珠主之。

【阐释】

既厥且哕,脉细而动,有动风之证可知。"定风"者,定风也。又何以称为"珠"呢?这是因为方中有鸡子黄宛如珠形。吴氏在这里用小定风珠(鸡子黄、真阿胶、生龟甲、童便、淡菜),据其自注来看,虽不无道理,但小定风珠的药味较难吃,目前已较少应用。

【原文】

十六、热邪久羁,吸烁真阴,或因误表,或因妄攻,神倦瘛疭,脉气虚弱,舌绛苔少,时时欲脱者,大定风珠主之。

【阐释】

吴氏指出本条所述为“邪气已去八、九，真阴仅存一、二之治也。”大定风珠（三甲复脉汤加五味子、鸡子黄）实为三甲复脉汤合生脉散的化裁。其方比起上述益阴之方更为得力，可谓下焦益阴诸方中之用药最重者，目前临床仍多应用。

【原文】

十七、壮火尚盛者，不得用定风珠、复脉。邪少虚多者，不得用黄连阿胶汤。阴虚欲痉者，不得用青蒿鳖甲汤。

【阐释】

吴氏说：“此诸方之禁也。前数方虽皆为存阴退热而设，其中有以补阴之品，为退热之用者；有一面补阴，一面搜邪者；有一面填阴，一面护阳者。各宜心领神会，不可混也。”

本条禁忌证，虽较原则，但深得要领。如壮火尚盛者，应与清壮火为治，而不宜以定风珠、复脉汤益阴为主；邪少虚多者，应以补益为主，而不宜任用黄连阿胶汤；阴虚欲痉者，宜服定风珠，而不宜用青蒿鳖甲汤。



【原文】

十八、痉厥神昏，舌短烦躁，手少阴证未罢者，先与牛黄、紫雪辈，开窍搜邪，再与复脉汤存阴，三甲潜阳。临证细参，勿致倒乱。

【阐释】

痉厥神昏，舌短烦躁，心包证未罢的，可先用牛黄丸、紫雪丹等，开窍搜邪；待邪去窍开，则续用复脉汤存其阴液，或用三甲复脉汤潜其浮阳。临证仔细思参，勿致颠倒紊乱。

【原文】

十九、邪气久羁，肌肤甲错，或因下后邪欲溃，或因存阴得液蒸汗，正气已虚，不能即出，阴阳互争而战者，欲作战汗也，复脉汤热饮之。虚盛者加人参。肌肉尚盛者，但令静，勿妄动也。

【阐释】

下焦温病，每多津液枯燥，服存阴药，液增欲汗，邪正纷争，可致战汗。“战之得汗则生，汗不得出则死。”本条邪气久羁，肌肤甲错，其津液之枯燥，固不待言。故以复脉汤热饮之，或加人参以补虚，以助一臂之力，送汗出表。若病人肌肉尚属丰厚，正气尚充的，亦可听其自然，让其静养，勿事骚动。

【原文】

二十、时欲漱口不欲咽，大便黑而易者，有瘀血也，犀角地黄汤主之。

【阐释】

邪入下焦血分，其证见时欲漱口不欲咽，大便黑而稀溏易出，是为热与血结，用犀角地黄汤（干地黄、生白芍、丹皮、犀角）清热凉血散瘀。

“时欲漱口不欲咽”的描述，起始于《金匮》。是证与渴不欲饮不同。前者因口中黏腻而喜用水频频漱口，但全无口渴之感，故时欲漱口，从不欲咽。后者是有口渴之症，惟其不欲饮水，或不欲多饮。就杂病而言，前者多见于肝硬化病人，后者常见于痰饮患者。



本证见“大便黑而易”，临床多见于上消化道出血病人。吴氏对此做了如下解释：“瘀血溢于肠间，血色久瘀则黑，血性柔润，故大便黑而易也。”然而临床应用犀角地黄汤，未必限于大便黑而易，只要抓住血热互结这一主要病机即可。

原文二十一、二十二、二十三、二十四、二十五、二十六条所述的桃仁承气汤证，抵当汤证，桃花汤证，猪肤汤证，甘草汤证，桔梗汤证及苦酒汤证等，与《伤寒论》有关条文大同小异，故从略。

【原文】

二十七、妇女温病，经水适来，脉数耳聋，干呕烦渴，辛凉退热，兼清血分，甚至十数日不解，邪陷发痉者，竹叶玉女煎主之。

【阐释】

妇女经水适来之时，复感温邪，“此与两感证同法”，治与辛凉退热，兼清血分。如见温邪内陷，欲作或已发痉的，可用玉女煎加竹叶，即竹叶玉女煎。

《伤寒论》治热入血室用小柴胡汤，吴氏治热入血室用竹叶玉女煎，两者各有所宜，自可选择应用。

【原文】

二十八、热入血室，医与两清气血，邪去其半，脉数，余邪不解者，护阳和阴汤主之。

【阐释】

本条承接上条而言，待其驱邪及半，治当兼护元气，故用护阳和阴汤（白芍、炙甘草、人参、麦冬、干地黄）。本方亦由复脉汤化裁而来。

【原文】

二十九、热入血室，邪去八九，右脉虚数，暮微寒热者，加减复脉汤，仍用参主之。

【阐释】

本条承接上两条而论。热入血室，治疗后邪去八九，邪少虚多，同样可用加减复脉汤，因其气阴两亏，故于加减复脉汤内加人参。因复脉汤（即炙甘草汤）内本有人参，故原文说“仍用参主之”。

【原文】

三十、热病经水适至，十数日不解，舌萎饮冷，心烦热，神气忽清忽乱，脉右长左沉，瘀热在里也，加减桃仁承气汤主之。

【阐释】

本条见舌质萎暗，心中烦热，神气忽乱，又值经水适至之时，故定其为蓄血之证，用加减桃仁承气汤（制大黄、桃仁、细生地、丹皮、泽兰、人中白），“以逐血分瘀热为急务也”，方中为何用人中白，此点不解。

吴鞠通于本条自注中引用了邵新甫对《临证指南·热入血室门》的总结，兹录下，供参考。邵氏云：“考热入血室，《金匮》有五法：第一条主小柴胡，因寒热而用，虽经水适断，急提少阳之邪，勿令下陷为最。第二条伤寒发热，经水适来，已现昼明夜剧，谵语见鬼，恐人认阳明实证，故有无犯胃气及上二焦之戒。第三条中风寒热，经水适来，七、八日脉迟身凉，胸胁满如结胸状，谵语者，显无表证，全露热入血室之候，自当急刺期门，使人知针力比药力尤捷。第四条阳明病下血谵语，但头汗出，亦为热入血室，亦刺期门，汗出而愈。

第五条明其一证而有别因为害，如痰潮上脘，昏冒不知，当先化其痰，后除其热。仲景教人当知变通，故不厌推广其义，乃今人一遇是证，不辨热入之轻重，血室之盈亏，遽与小柴胡汤，贻害必多。要之热甚而血瘀者，与桃仁承气及山甲、归尾之属；血舍空而热者用犀角地黄汤，加丹参、木通之属；表邪未尽而表证仍兼者，不妨借温通为使；血结胸，有桂枝红花汤，参入海蛤、桃仁之治；昏狂甚，进牛黄膏，调入清气化结之煎。再观叶案中有两解气血燔蒸之玉女煎法；热甚阴伤，有育阴养气之复脉法；又有护阴涤热之缓攻法。先圣后贤，其治条分缕析，学者审证定方，慎毋拘乎柴胡一法也。”

【原文】

三十一、温病愈后，嗽稀痰而不咳，彻夜不寐者，半夏汤主之。

【阐释】

温病后期，也有伤阳气的。本条所述为病后阳虚，痰饮内停，令胃不和，至卧不安，用半夏汤（半夏、秫米）。



《内经》用半夏秫米汤治失眠，论述较为笼统，这里将其具体化了，半夏秫米汤是治停饮于中所致的失眠。

【原文】

三十二、饮退则寐，舌滑，食不进者，半夏桂枝汤主之。

【阐释】

本条为营卫不和，阳未卒复之证，故用半夏桂枝汤（即半夏汤合桂枝汤）调其营卫，和其中阳，以冀进食。

【原文】

三十三、温病解后，脉迟，身凉如水，冷汗自出者，桂枝汤主之。

【阐释】

温病后期身冷，自汗出，是为卫阳虚损。或为阳气素虚之体，热邪甫退，又露阳虚体质，故用桂枝汤复其阳。

【原文】

三十四、温病愈后，面色萎黄，舌淡，不欲饮水，脉迟而弦，不食者，小建中汤主之。

【阐释】

温病愈后，而见面色萎黄，舌淡，不欲饮水，脉迟而弦，显属中焦阳气虚损，用小建中汤建其中阳，中阳复则能食，能食则诸阳皆复。

【原文】

三十五、温病愈后，或一月，至一年，面微赤，脉数，暮热，常思饮不欲食者，五汁饮主之，牛乳饮亦主之。病后肌肤枯燥，小便溺管痛，或微燥咳，或不思食，皆胃阴虚也，与益胃、五汁辈。

【阐释】

本条所述，强调温病后期应适当注意营养，如用五汁饮、牛乳饮等。可见中医也不是不加分析地提倡忌口的。

至于温病瘥后调理，《温病条辨》论述颇详且精。本条自注对此略做总结。吴氏说："至调理大要，温病后一以养阴为主。饮食之坚硬浓厚者，不可骤进。问有阳气素虚之体质，热病一退，即露旧亏，又不可固执养阴之说，而灭其阳火。故本论中焦篇列益胃、增液、清燥等汤，下焦篇列复脉、三甲、五汁等复阴之法，乃热病调理之常理也；下焦篇又列建中、半夏、桂枝数法，以为阳气素虚，或误伤凉药之用，乃其变也。经谓：'有者求之，无者求之，微者责之，盛者责之'，全赖司其任者，心诚求之也。"

## 暑温　伏暑

下焦篇暑温、伏暑的原文六条，其中不少是论述温病的兼夹证。我们不能因吴氏冠以"暑温、伏暑"之名而被蒙混，兹选释其中四条。

【原文】

三十六、暑邪深入少阴，消渴者，连梅汤主之；入厥阴麻痹者，连梅汤主之；心热烦躁神迷甚者，先与紫雪丹，再与连梅汤。

【阐释】

按吴氏自注认为，暑温见消渴者，是因为暑先入心，心火独亢，肾水不供。加上心、肾均为少阴而生火，暑为火邪，二火相搏，水难为济。本证的病机关键在于心火亢盛而肾水不济。方用连梅汤（黄连、乌梅、麦冬、生地、阿胶)。本方系黄连阿胶汤化裁而成。其中黄连苦寒以泻火，麦冬甘寒以生津，乌梅味酸与苦相合能酸苦泄热，与甘相合能酸甘化阴，阿胶、生地滋阴益肾。连梅汤配伍精当，用之以冀消暑清心滋肾。

暑入厥阴而见麻痹者，也可用连梅汤治疗。所谓麻痹者，大抵指肢体的麻木不仁。其因肝主筋而受液于肾，暑热伤阴，筋无所养所致。倘见暑温心热烦躁神迷甚者，先用紫雪丹清心开窍，待窍开神清，再与连梅汤。

分析本条原文可知，吴氏将连梅汤作为治暑温之主方。

【原文】

三十七、暑邪深入厥阴，舌灰，消渴，心下板实，呕恶蚘，寒热，下利血水，甚至声音不出，上下格拒者，椒梅汤主之。

【阐释】

暑邪深入厥阴肝经，而见舌苔色灰，消渴，心下板实，呕恶吐蛔，下利血水等，“此土败木乘，正虚邪炽，最危之候。”验之于临床，很难从暑温病中寻出与本条所述相应的类型。本条原文源于《临证指南医案》暑门第49案万案，认真分析一下原案，可知其为暑温的兼夹证。椒梅汤(黄连、黄芩、干姜、白芍、川椒、乌梅、人参、枳实、半夏)虽源于叶案，然叶桂此方亦系取仲景乌梅丸法。

【原文】

二十九、暑邪久热，寝不安，食不甘，神识不清，阴液元气两伤者，三才汤主之。

【阐释】

暑邪久羁，气阴两伤，而见夜寐欠安，进食乏味者，治与三才汤(人参、天冬、干地黄)两复阴阳，而偏于复阴。正如吴氏自注指出：“凡热病久入下焦，消烁真阴，必以复阴为主。其或元气亦伤，又必兼护其阳。”

【原文】

四十一、伏暑、湿温胁痛，或咳，或不咳，无寒，但潮热，或竟寒热如疟状，不可误认柴胡证，香附旋复花汤主之；久不解者，间用控涎丹。

【阐释】

本条所述，实为温病兼夹悬饮之证。轻者可用香附旋覆花汤（生香附、旋覆花、苏子霜、广皮、半夏、茯苓块、薏仁），方中生香附较之制香附止痛效果好。重者用控涎丹（甘遂、大戟、白芥子），姜汤和服，“壮者加之，羸者减之，以知为度”。

另：下焦篇“寒湿”、“湿温”、“秋燥”的条文，其中部分属杂病范围，部分与《伤寒论》有关内容类同，另有少许内容与中。上篇有关原文大同小异，故从略。

## 下焦篇小结

1. 热邪深入下焦，消烁真阴，必以复脉为主。其或元气亦伤，又必兼护其阳。此为治下焦病之大法，九种温病末传，大都如此，不似上焦、中焦篇之各种温病各有不同见证及不同治法。



2. 加减复脉汤为治热邪劫阴之主方，见少阴证可用，见厥阴证亦可用。事实上两证往往互见，盖源于乙癸同源。

3. 加减复脉汤之适应证

（1）阳明病已失可下之机，脉虚，手足心热者。

（2）温病误表后见心中震震，舌强神昏者。

（3）温病精脱耳聋者。

（4）温病脉结代，甚则脉两至，先重与复脉，他证后治之。

（5）汗下后，口燥咽干，神倦欲眠，舌赤苔老者。

4. 加减复脉汤之变化

（1）一甲复脉汤证——复脉汤而大便溏者。

（2）二甲复脉汤证——脉沉数，舌干齿黑，手指蠕动，欲作痉厥者。

（3）三甲复脉汤证——热深厥甚，脉细促，心中憺憺大动，甚则心中痛者。

(4) 小定风珠证——既厥且哕，脉细而动者。

(5) 大定风珠证——病久阴伤，或误汗下后，神倦瘈疭，脉气虚弱，舌绛苔少，时时欲脱者。

5. 复阴兼护复阳证治

(1) 救逆汤证——加减复脉汤证汗自出，中无所主者。

(2) 加减复脉汤加参证——病久正虚，欲作战汗者。

(3) 三才汤证——暑邪久热，阴液元气两伤者。

6. 下焦温病之变型及病后调理诸法

(1) 阴亏而邪正盛，心烦不得卧者——黄连阿胶汤。

(2) 夜热早凉，热退无汗者——青蒿鳖甲汤。

(3) 温病愈后，嗽稀痰，彻夜不眠者——半夏汤。

(4) 饮退得寐，舌滑，食不进者——半夏桂枝汤。

(5) 温病解后，脉迟，身凉，出冷汗者——桂枝汤。

(6) 温病愈后，面色萎黄，舌淡，不欲饮水，脉迟弦，不食者——小建中汤。



(7) 温病愈后，胃阴虚者——益胃、五汁辈。

(8) 秋燥久延，昼凉夜热，干咳者——专翕大生膏。

7. 下焦温病之兼证

(1) 蓄血者——犀角地黄汤、桃仁承气汤、抵当汤。

(2) 下利或便脓血者——桃花汤、桃花粥。

(3) 热入血室者——竹叶玉女煎、护阳和阴汤、加减复脉汤加参、加减桃仁承气汤。

(4) 暑邪深入少阴，消渴者——连梅汤。

(5) 暑邪深入厥阴，舌灰，呕恶吐蛔者——椒梅汤。

(6) 暑邪误治，邪结内踞，清浊交混者——来复丹。

(7) 积留支饮，胁痛者——香附旋覆花汤、控涎丹。

(8) 湿闭下焦，大便不通者——宣清导浊汤。

(9) 气虚二便不通者——半硫丸。